科学饮食的力量：轻松学营养

张春红　李　丹　/　编著

霍军生　/　主审

U0298747

图书在版编目（CIP）数据

科学饮食的力量：轻松学营养 / 张春红，李丹编著.
—上海：上海世界图书出版公司，2022.11
ISBN 978-7-5192-9043-6

Ⅰ.①科… Ⅱ.①张… ②李… Ⅲ.①饮食营养学 Ⅳ.①R155.1

中国版本图书馆CIP数据核字（2021）第217544号

书　　名	科学饮食的力量：轻松学营养	
	Kexue Yinshi de Liliang: Qingsong Xue Yingyang	
编　　著	张春红　李　丹	
责任编辑	陈　亮　时　悠	
出版发行	上海世界图书出版公司	
地　　址	上海市广中路88号9-10楼	
邮　　编	200083	
网　　址	http://www.wpcsh.com	
经　　销	新华书店	
印　　刷	北京市金木堂数码科技有限公司	
开　　本	710mm×1000mm　1/16	
印　　张	6	
字　　数	66千字	
版　　次	2022年11月第1版　2022年11月第1次印刷	
国际书号	ISBN 978-7-5192-9043-6/R·606	
定　　价	35.00元	

编者简介

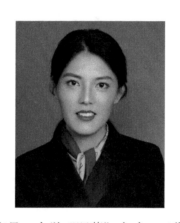

张春红，副研究员，大学"深蓝"人才。工作单位：中国人民解放军海军军医大学海军特色医学中心。主要开展特殊人群营养评估干预研究、特需食品研发等工作。中国人民解放军海军军医大学特种医学方向在站博士后，中国疾病预防控制中心营养与食品卫生学专业医学博士。中国临床营养网签约公益科普营养师和特约编辑、安徽省海军青少年航空学校营养顾问。承担参与科研课题共11项，发表中英文学术论文40余篇，出版中英文作品5部，授权专利10余项。《中国食品报》以"突破卡脖子技术-更精准实施微量营养素干预"为题对学术成果进行了整版报道。营养科普文章被海军特色医学中心订阅号、今日头条、新浪网、搜狐网等多家网站转发，单篇最高阅读量突破十万。

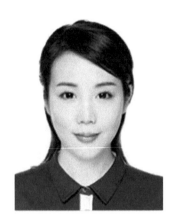

　　李丹，工作单位：中国人民解放军海军军医大学海军特色医学中心，高级工程师，主要开展特需食品研发及食品安全等工作。主持并参加国家及科研项目十余项，获科技成果二等奖3项，科技成果三等奖2项。发表中英文学术论文40余篇，第一作者中文核心期刊17篇、授权专利6项、参与出版专著与书籍5本。制定食品等相关规范标准50多部。

序

营养的基础性地位包括两方面：一是生命由营养构成，二是生命活动是营养的代谢过程。从健康、疾病和寿命角度审视营养，威胁健康的营养问题归为三类：营养不足、微量营养素缺乏、超重和肥胖，也称为三重负担。全球营养报告数据显示：全球超过8亿人口食不果腹，超过20亿人存在微量营养素缺乏，20亿成年人超重或肥胖。我国于20世纪90年代已基本消除饥饿，微量营养素缺乏问题有所改善，但隐性饥饿问题依旧严重。同时，我国超量和肥胖人的不断增长，国家和国民体质监测中心发布的《第五次国民体质监测公报》显示：2020年，我国国民体合格率超九成。成年人超重率、肥胖率分别为35%和14.6%，这就构成了双重负担，是我国营养问题的基本特点。双重负担有着必然性，千百年来人们对食物的选择的定向性似乎从未改变，那就是选择能量密度更高的食物，食物的微量营养素密度则不断下降。例如小麦籽粒碾磨成小麦粉，80%以上的维生素、矿物质、膳食纤维素都作为麸糠损失掉了，而留下的几乎是纯粹的能量物质淀粉。又如膳食和加工食品的高盐、高油、高糖化特点。

近些年，营养科学认知有所发展，带动农业、食品工业和烹饪业向有益人体健康的方向转变。首先是，DOHaD（Developmental Origins of Health and Disease，疾病和健康的起源和发展）认识不断深化，提出了全生命周期营养的理论。其次，认识到人体与微生物构成了生态系统，营养需满足整体生态系统的需要。第三，基因组学技术引导了对基因型和表型关系的探讨，发现个体的差异实质上包括了营养差异，进而发展出精准或个性化营养。第四，包括我国在内的国际社会也积累了更多低成本、可持续的营养干预经验。这为抓住营养这个健康抓手，改善营养、预防控制疾病提供了技术基础。

我国颁布了《国民营养计划（2017—2030年）》和《健康中国行动（2019—2030年）》，倡导平衡膳食的基本原则，坚持食物多样、谷类为主的膳食模式，推动国民健康饮食习惯的形成和巩固；倡导科学运动、维持能量平衡、保持健康体重的生活理念，提升个体自我健康管理意识和能力是时代的呼唤。

合理膳食行动已成为我国重要的营养政策。其核心和宗旨是营养惠及基层，弥补营养教育不足，提高膳食营养指导的科学水平。张春红博士是专业营养学者，进行营养科学普及难能可贵。看得出，本书饱含了她的感情和辛劳，可谓开卷受益。该书以平衡膳食为核心，用科普的语言传递科学健康的饮食理念，倡导健康理性的食物消费观念，将科学与科普融为一体传达科学饮食的力量。

健康中国，营养先行！

崔生

2022年10月1日于北京

霍军生简介

中国疾病预防控制中心营养与健康所中心实验室主任、研究员、博士生导师。卫健委营养标准委员会委员、中国添加剂协会营养强化剂与特殊食品专业委员会主任委员、中国微生物学会酿造分委会主任委员、中国营养学会微量元素分委会主任委员，《中国粮油学报》、《中国酿造》、*Biomedical and Environmental Sciences*（《生物医学和环境科学》）等期刊编委。

CONTENTS 目录

科 学 饮 食 的 力 量 / 轻 松 学 营 养

01 营养知识 / 1

02 食物知识 / 31

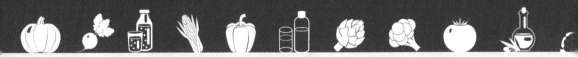

01

营养知识

科学饮食的力量／轻松学营养

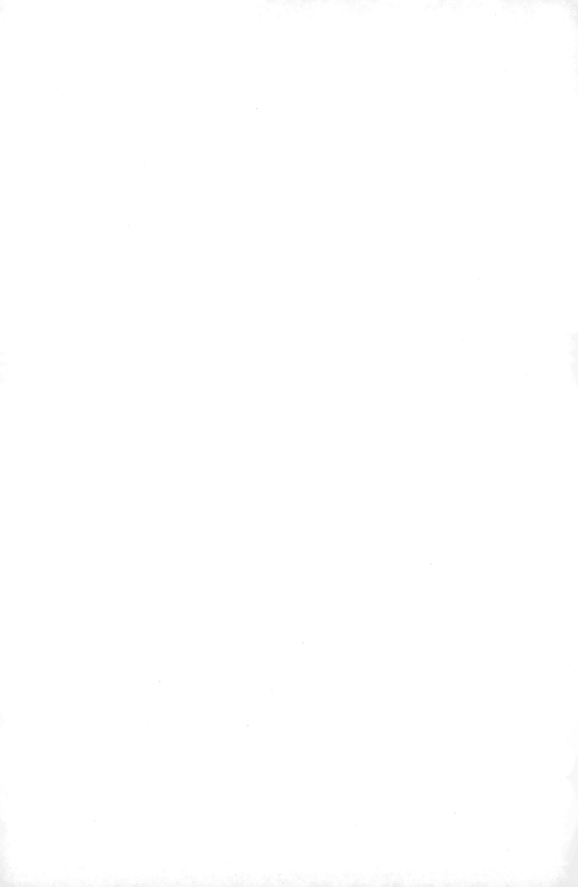

平衡膳食与营养

中华民族具有十分悠久的饮食养生历史。最早关于健康饮食的理论来自于《黄帝内经》，具体内容是"五谷为养，五果为助，五畜为益，五菜为充"。随着社会的进步和发展，我国居民的膳食机构也悄然改变，呈现为高能量、高脂肪和低碳水化合物的饮食结构，这种不健康的饮食结构导致我国罹患心脑血管和Ⅱ型糖尿病等疾病的人数持续上升。与此同时，我国居民的蔬菜摄入量逐渐呈现出下降的趋势，水果、奶和大豆制品的摄入量也相对较低。日常饮食主要包括谷薯、蔬果、畜禽鱼蛋奶和大豆坚果类等多种类型，其含有的营养物质也不相同，想要获取全面的营养物质，应当做到多样化饮食。

谷薯类的食物日常生活中十分常见，包括小麦、稻米、小米、马铃薯、绿（赤）豆和甘薯等，这一类食物中富含B族维生素和膳食纤维等。

蔬菜水果类包括了日常的各种蔬菜和水果，例如芹菜、胡萝卜、苹果和香蕉等，能够提供人体所需的β–胡萝卜素、膳食纤维、维生素C、矿物质和各种植物化学物质等。

畜禽鱼蛋奶，顾名思义属于动物性食物。其含有大量的蛋白质、脂肪、维生素和矿物质等。

大豆坚果类食物含有大量的蛋白质、脂肪、维生素和矿物质。

除此之外，油和糖等属于纯能量物质，顾名思义，其可以提供能量、脂肪酸和维生素。

目前，《中国居民膳食指南》是我国提高群众健康水平的基础性文件。改革开放之后，为了进一步提升居民健康意识和需求，降低慢性病的发病率，提升饮食健康，于1989年发布了该文件，并根据社会发展情况，分别于1997年、2007年、2016年和2022年进行了修订。

《中国居民膳食指南（2022）》中提炼出了平衡膳食八准则：①食物多样，合理搭配；②吃动平衡，健康体重；③多吃蔬果、奶类、全谷、大豆；④适量吃鱼、禽、蛋、瘦肉；⑤少盐少油，控糖限酒；⑥规律进餐，足量饮水；⑦会烹会选，会看标签；⑧公筷分餐，杜绝浪费。

人体能量消耗的途径包括人体的新陈代谢、身体活动，以及食物热效应。能量的摄入和消耗保持动态平衡属于最佳状态。碳水化合物、蛋白质和脂肪三种物质属于产能营养素，在一天总能量中占据的比例分别为50%~65%、10%~15%和20%~30%。可以看出来，碳水化合物占据的比例最大。碳水化合物亦称为多糖（淀粉），是大分子的糖类化合物，进入人体肝脏后进一步分解为双糖（果糖）、单糖（葡萄糖）。葡萄糖是人体大脑和肌肉活动的燃料，并且随着运动强度的不断增加，大脑和肌肉组织对葡萄糖燃料的依赖性也不断提升，因此及时提供充足的碳水化合物，可以将有限的碳水化合物进行最优存储，以保证将足量的碳水化合物在需要时迅速分解为葡萄糖，运输至大脑和肌肉等人体组织，并且提升耐力。

人体中枢系统工作所需的燃料主要由血液中的葡萄糖供给，血糖即是血液中葡萄糖含量。一旦发生低血糖，不仅会造成中枢神经系统活动低下，同时还会引起心慌、情绪波动、烦躁易怒，导致注意力不集中。

淀粉是多糖，是血液中葡萄糖的主要来源。淀粉进入人体之后，被分解为不同形式的单糖和双糖，例如葡萄糖、半乳糖和果糖等。成为单糖的葡萄糖直接作为"燃料"为身体提供能源。剩余葡萄糖以肝糖原和肌糖原的形式存储于肝脏和肌肉中。肝糖原可以稳定血糖，肌糖原可以提供运动能量。糖原饱和后，通过肝脏内的三羧酸循环剩余的葡萄糖转化为脂肪。

在日常生活中，很多人通过少吃或者不吃主食的方法来维持或者减轻体重，从长远和健康的角度来看，弊大于利。从"吃动平衡"的角度来看，通过少吃或者不吃来代替和减少运动是错误的认知。食物能够为人体提供所需的各种营养，不吃或者少吃都可能造成营养摄入不足，严重者甚至引起营养不良，导致机体免疫力下降，长此以往，还会损害身体健康。想要消耗多余的能量，需要增强活动量。想要获得健康的体魄，管住嘴的同时还要迈开腿，二者无可替代，想要获得和维持健康的体重，最好的方法就是会吃多动，正确理解生命在于运动的含义。

蛋白质摄入人体之后，经过消化作用转变成为氨基酸，与体内其他氨基酸共同形成氨基酸池，提供合成特定蛋白质所需的各种氨基酸。除此之外，如果碳水化合物和脂肪等燃料来源不足出现短缺，无法及时提供机体所需的能量，同样，通过羧酸循环，氨基酸池也能够将蛋白质氨基酸转化为糖类，为机体燃烧补充提供所需的能量。膳食中的蛋白质进入机体之后，被分解为多肽和氨基酸。氨基酸被人体吸收后输入至不同的组织器官加工成为蛋白质，提供人体所需的营养。其中，组织合成蛋白质必需的材料就是必需氨基酸。以头发和指甲为例，只有摄入与其成分一致的蛋白质（凝胶）才可以获取健康的头发和指甲。凝胶属于低品质蛋白质，几乎不需要必需氨基酸，因此无法促进合成最佳蛋白质，即单纯地使用头发和指甲并不会实现头发和指甲的最佳合成。蛋白质合成的最佳方式是将合成蛋白质所需的必需氨基酸提供至细胞，因此建议和鼓励进行多样化饮食，以此来提供机体所需的各种必需氨基酸。

现有氨基酸种类为20种，只能从外界摄取无法在体内合成的有8种，即亮氨酸、异亮氨酸、赖氨酸、蛋氨酸（甲硫氨酸）、苯丙氨酸、苏氨酸、色氨酸、缬氨酸，它们也被称之为必需氨基酸。除此之外，新生儿体内还无法合成组氨酸。一旦出现必需氨基酸缺乏，可能会导致发育迟缓，还会伴发贫血等疾病。

蛋白质中含有的必需氨基酸种类和数量越多，表示其营养价值更高，营养价值高的蛋白质称为优质或者完全蛋白质，例如肉蛋奶鱼等食物，它们的必需氨基酸含量比较多，并且组成比例科学，除此之外，无论其生物特性还是其蛋白质构造与人体十分相似，因此极易被人体消化和吸收。除此之外，葵花籽、大豆和芝麻等植物性食品中的蛋白质也属于优质蛋白质。

对于人体而言，想要获取充足的能量和营养素，需要保证足够的脂肪摄入。而且维生素A、D、E、K属于脂溶性维生素，只有借助脂肪才能够为机体所吸收。亚麻酸和亚油酸等必需脂肪酸机体自身无法合成，但又是人体必需的营养物质，需要从食物中获得。其中，亚油酸是构成脂质膜的基本材料之一，是保证皮肤正常健康必不可少的材料。而亚麻酸是生长和实现正常神经功能不可或缺的物质。正常情况下，人体日均亚油酸和亚麻酸的摄入量分别为5~10克和0.6~1.2克，其来源为鱼类、玉米油和菜籽油等。假如可以通过高强度运动消耗更多脂肪，则可延长自身碳水化合物储存持续时长，以此来实现自身耐力的提升。但是，无论运动多剧烈，都不能使脂肪氧化提升至无需碳水化合物的程度。对于运动员而言，每1克碳水化合物和脂肪分别产生4大卡和9大卡的能量，由此可知，人体将脂肪代谢转变成为能量的能力很强，但即使这样，也不应纵容其摄取过高比例的脂肪。

假设运动员已经摄入了充足的热量，并且可以生成和存储机体需要的脂肪，这种情况下，过量的摄入膳食脂肪，可能会导致发生动脉粥样硬化心脏病。综上所述，运动员等特殊人群，应当格外注意日常饮食，确保碳水化合物和脂肪的摄入留有余地。

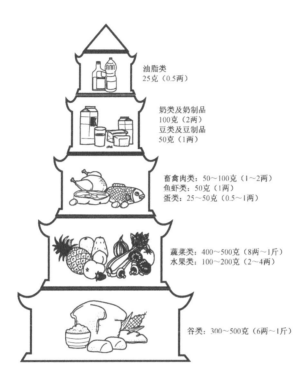

油脂类
25克（0.5两）

奶类及奶制品
100克（2两）
豆类及豆制品
50克（1两）

畜禽肉类：50～100克（1～2两）
鱼虾类：50克（1两）
蛋类：25～50克（0.5～1两）

蔬菜类：400～500克（8两～1斤）
水果类：100～200克（2～4两）

谷类：300～500克（6两～1斤）

航海人员的饮食营养

人体处在不同的环境中，环境因素对人体的刺激传到中枢，会对摄食行为产生一定的影响。大体说来，人的活动量即体能消耗、高温、不良气味的刺激、晕船引起恶心呕吐以及伙食单调都会影响食欲。航海对人员日常生活规律影响较大，航海人员总会遗憾地提到食欲下降。船上活动范围有限，大部分人的体力消耗不如在陆地上，能量消耗减少，胃口自然就不大。尽可能开展适当的体育锻炼，增加活动量，促进食欲，有助于增强体质。遇到环境温度比较高影响摄食中枢时，可以通过给予身体某种凉爽刺激，例如降低环境温度、喝可口的凉汤或饮料，促进高温环境下的食欲。遇到舱室异味影响食欲时，注意饭菜的新鲜可口，就餐场所通风良好，可减轻不良气味的影响。遇到大风浪晕船，发生恶心、呕吐、厌食等现象时，可尽量选择风浪相对较小的航向和时机开饭。

高温、高湿、噪音、振动、大风浪引起的晕船，作息时间昼夜颠倒等环境因素，都可以导致食欲减退。进食量减少，获得的营养素也会相应减少；而长时间不靠港航行，新鲜蔬菜水果的供应比较困难，储存的果蔬时间过长，品质也会变差，从而导致饮食中的营养素减少。

一方面是人体摄入减少，另一方面是消耗增加，人员容易出现暂时的营养素不足甚至缺乏。由于人体内不能蓄积或储存水溶性维生素，易出现缺乏的情况。而其他脂溶性维生素则通常会在体内有一定的积蓄，出海前一个阶段供应充足的话，短期内不易发生缺乏。随着航行时间延长，这类维生素可能显得不足。碳水化合物、蛋白质、脂肪的缺乏比较少见。

一些矿物质会因为摄入不足或排出增加而不足。航海活动进入热带区域时，通过汗液散失的钾、钙、钠，如果补充不及时，也会不足。另外有些微量元素，像锌、硒等功能很重要，平时需要量并不多，食物中的含量也不多，但是进食量减少或人体消耗加大，也可能发生缺乏。预防营养素的缺乏，首先是改善饮食结构，尽可能供应充足的新鲜水果蔬菜，保证一定量的牛奶等，做好饮食调理，同时还要按照有关规定及时发放、服用复合维生素制剂，作为饮食的必要补充。

航海造成饮食和生活规律性与陆地上有很多不同。有些人会出现"上火"的表现，在口角、舌尖等部位出现红肿、溃疡等症状。究其根由，是因为没有摄入足量的维生素B_2等营养素，从而可能引起口角炎、脂溢性皮炎等表皮炎症。

食物中动物肝脏、坚果、蔬菜、豆类、禽蛋类以及奶制品中富含维生素B_2。如果无法通过食物获取足够的维生素B_2，那么利用维生素制剂补充就非常必要，可以服用单一维生素B$_2$片，也可补充复合维生素片进行"全面补充"。

很多艇员在航海的过程中都存在着便秘的症状，也可能存在饱腹感和食欲不振的情况。虽然通过泻药可以有一定的改善，但是属于治标不治本的情况，如果长期应用此类药物可能刺激肠道黏膜，导致症状加剧。航海过程中，新鲜蔬果的摄入量不足，机体无法获取足够的膳食纤维，导致肠道蠕动变慢。肠道中的食物纤维有助于刺激肠壁加快肠道蠕动。除此之外其还具有保水性，使粪便残渣聚成凝胶状，在肠道内塑形成长条，利于通过肠道及时排出。航海的食物供给中强化膳食纤维粉，适当增加活动，养成定时排便习惯，对减少和防止便秘的发生有帮助。

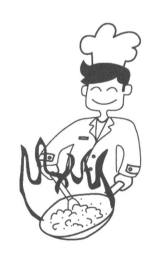

平衡膳食中蔬果的重要性

营养摄入和机体健康有着直接的密切关系。营养指的是，能够满足支持机体正常运转的各种物质需求的过程。各种具体的营养物质即营养素。日常生活中，人体需要多种的营养素，分别为必需营养素和非必需营养素。

必需营养素

供能营养素：碳水化合物、蛋白质、脂肪。

维生素：主要包括维生素A、D、E、K，B族维生素，维生素C，生物素等。

矿物质：钾、钠、钙、磷、镁等。

氨基酸：赖氨酸、色氨酸、苯丙氨酸、蛋氨酸、苏氨酸、异亮氨酸、亮氨酸、缬氨酸和组氨酸。其中，前8种氨基酸的共同特点是人体无法合成，只能从外界摄入的必需氨基酸；针对新生儿，除了以上八种必需氨基酸外，还需包括第九种必需氨基酸，即组氨酸。

必需脂肪酸：亚油酸（AA）、亚麻酸（EPA、DHA）。

非必需营养素：各种膳食纤维，叶黄素，姜黄素等。

根据人体需要量，营养素可以分为宏量营养素、常量营养素和微量营养素。人体主要借助于均衡合理的膳食来获取营养素，合理（均衡）膳食指膳食的结构（模式）能够满足机体新陈代谢的营养需求，从而维持机体正常功能。

现在人们的生活水平显著提升，有了更加多样化的食物选择。在过去，人们的膳食种类比较单一，主要是粗粮和蔬菜。这种饮食结构造成贫血等营养缺乏疾病和传染病成为当时疾病谱中的主要疾病。针对这种情况，建议人们增加肉类的摄入以实现膳食平衡。现阶段，人们的饮食结构中，因生活水平提高，肉类和油盐的摄入量超标，反而导致现在疾病谱以心脑血管疾病和糖尿病等营养代谢疾病为主。因此，科学合理的饮食结构对营养素的摄入十分重要。目前，需要重点关注的饮食问题分别是，水果和粗粮的摄入量不足，盐的摄入量超标。

就平衡膳食而言，核心内容就是蔬果的摄入。《中国居民膳食指南（2022）》建议，新鲜蔬菜每日的摄入量不应少于300g。各种类型的蔬菜要均衡搭配，以深色蔬菜为主，其摄入量应大于每天蔬菜摄入总量的一半；日均摄入新鲜水果200~350g，不宜过少或过量。需要注意的是，果汁不能完全替代新鲜水果的营养功效。

"合理膳食，天天蔬果，健康你我"是2020年"全民营养周"的主题，合理足量的摄入水果和蔬菜可以保证营养并且维护身体健康。机体如要维持健康，需要摄入足够的营养物质，而各种的新鲜蔬果中包含了各种各样的营养物质。为什么要重点强调深色蔬果呢？因为其中含有大量的B族维生素、胡萝卜素、维生素C以及钙镁锌铁等营养素。需要注意的是，蔬菜和水果的特点各不相同，无法互相代替。

首先，水果不能代替蔬菜。因为蔬菜和水果的营养素种类和含量各有特点。大部分蔬菜中富含各种营养物质，例如维生素C等，尤其是绿叶蔬菜。

其次，蔬菜不能代替水果。水果的口味非常好，无须加工即可食用，营养物质几乎不会因为烹饪而损失。此外，水果中还富含蔬菜所不具有的有机酸和芳香类等营养物质。不仅如此，水果还富含各种营养物质，这些物质不仅可以加速矿物质的吸收，而且能够刺激分泌消化液，对健康颇有裨益。

蔬果的共性是能够提供人体所需的膳食纤维和植物化合物。其中，膳食纤维的作用是，其吸水性和吸附性都非常强大，当进入胃以后，体积因为吸水而变大，这样一来，排空时间增加，可以延缓食物进入小肠的时间，继而导致葡萄糖的吸收速度降低，从而有效的控制餐后血糖的数值。除此之外，小肠无法消化吸收膳食纤维，因此其可以对血脂进行有效的调控。膳食纤维在结肠和直肠中完成分解，生成的产物有助于肠道益生菌的增殖，能够起到调节肠道菌群的作用。

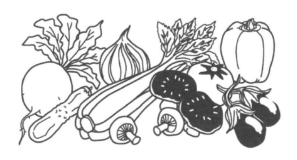

维生素的食物来源

维生素是人体细胞促进特定化学反应所需要的物质，包含两类，分别是水溶性和脂溶性维生素，顾名思义，二者分别在水和脂肪环境中存在和发挥作用。

水溶性维生素包括以下种类：

维生素B_1：又被称为硫胺素，能够协同其他B族维生素工作，可以将人体摄入的食物能量转换成为肌肉能量和热量。该维生素较为常见，谷物、坚果、豆荚和干豌豆等豆类以及猪肉中都富含维生素B_1。当人体摄入维生素B_1量不足的时候，会出现乏力、精神和食欲不振、小腿疼痛等症状。

维生素B_2：又被称为核黄素，其作用表现为，可以帮助机体从摄入的碳水化合物、蛋白质以及脂肪中获取所需的能量。牛奶、酸奶以及松软干酪等奶制品，菠菜、花椰菜和青椒等深色蔬菜，以及全谷物食品中都富含维生素B_2。一旦机体摄入维生素B_2不足，将会引发舌体发炎、口角炎、皮肤皲裂、体虚易疲劳以及强光敏感等症状。

烟酸：可以参与碳水化合物、蛋白质和脂肪的合成，还可以参与糖原的合成。此外在正常的细胞新陈代谢中也发挥着重要的作用，是维持正常肌肉功能不可或缺的组成部分。烟酸主要存在于全谷物、鸡肉、鸡蛋、鱼肉、瘦肉以及牛奶等食品中。烟酸摄入不足，会出现食欲下降、体虚嗜睡、味觉丧失等症状，还会引发痴呆和糙皮病等。烟酸的摄入也不宜过量，长期烟酸过量摄入会引起毒性反应，出现高烧、面红、胃溃疡以及手足麻刺感等临床症状。

维生素B_6：其主要功能是在肌肉中的氨基酸和蛋白质（血红蛋白）的合成分解和代谢过程中发挥作用，在肝脏乳酸转换成为葡萄糖的过程中也发挥着作用。除此之外，维生素B_6还参与肌糖原分解过程，以此来获取能量。一旦发生维生素B_6摄入不足，将会出现恶心、抑郁、抽搐、口角炎、肌无力以及免疫力低下等症状。长期维生素B_6摄入过量则可能引发周围神经炎、共济失调、抽搐、烦躁和抑郁等临床症状。

维生素B_{12}：又被称为钴胺素，其中含有钴元素，这种物质是实现细胞功能不可或缺的物质，在红细胞形成、DNA合成、叶酸代谢和神经发育中发挥着关键的作用。各种肉类、鸡蛋和奶制品等动物性食物当中都含有B_{12}。一旦机体维生素B_{12}摄入不足，将会引发虚弱、疲乏、神经功能紊乱以及痴呆。此外还会引发恶性贫血，尤其是胃功能存在问题的老年人。除此之外，还应重点关注纯素食主义者，这一类人群也可能存在着维生素B_{12}缺乏的问题，可以适当用膳食补充剂来改善。

叶酸：主要作用于氨基酸和核酸（DNA/RNA）合成，如果没有摄入足量的叶酸，可能导致蛋白质合成问题。红细胞、白细胞、子宫和肠道等更新速度较快的组织对叶酸十分敏感。因此备孕和怀孕期间都应当保证足量的叶酸摄入，能够有效地降低胎儿罹患神经管畸形的概率。大多数的绿叶蔬菜、全谷物、豆类、柑橘和香蕉中都含有叶酸。如果人体叶酸摄入量不足，可能引发巨幼红细胞性贫血、神经管畸形、体虚乏力和神经紊乱等临床病症。

生物素：一方面参与CO_2的代谢，另一方面参与合成葡萄糖、脂肪酸和氨基酸等。花生、核桃、蛋黄、豆面、沙丁鱼和肝脏中都富含生物素。如果机体生物素摄入不足，会出现食欲不振、肌肉疼痛、抑郁以及皮炎等症状。

泛酸：参与蛋白质、脂肪和糖类的代谢过程。日常膳食中都含有泛酸，因此很少会发生泛酸摄入不足的情况。

维生素C：主要作为一种抗氧化剂存在，除此之外，结缔组织胶原蛋白合成也需要维生素C的参与。新鲜的果蔬中都含有大量的维生素C，极易溶于水，因此无论是烹调还是空气中暴露都可能导致其受到破坏。人体缺乏维生素C可能导致坏血病、肌肉萎缩或者牙龈出血等症状。

脂溶性维生素：包含维生素A、D、E和K。顾名思义，其运送的载体为脂肪，基于此，人体应避免食用总能量不足20%的超低脂肪膳食。

维生素A：维生素A的前体是β-胡萝卜素。维生素A的活性形式包括视黄醛、视黄醇和视黄酸。深色蔬菜、动物肝脏、蛋黄、黄油和奶油、鱼肝油以及颜色鲜艳的水果中都饱含维生素A。当人体摄入维生素A不足的时候，会出现夜盲症、皮肤干燥、呕吐、骨骼疼痛、易怒和头痛等症状。如果同时存在维生素A和烟酸摄入不足，还会对味觉产生影响。长期大量摄入维生素A也会引起皮肤干燥、骨骼畸形、易怒、呕吐和肝脏损伤等症状。

维生素D：有助于人体生长，还可以促进钙和磷在体内的吸收，加强骨骼和牙齿的钙化。机体在摄入钙磷元素时，不辅助补充维生素D，无法保证钙磷吸收充分。维生素D的获取途径包括沐浴阳光、强化膳食以及补充鱼肝油等。长期大量的摄入维生素D会引起恶心和腹泻，严重者造成肌肉功能丧失，骨骼和器官损伤等症状。

维生素E：属于强抗氧化剂，主要功能为保护细胞膜，使其不会受到氧化物的损坏。玉米油、橄榄油和大豆油等谷物油以及人造黄油中都富含维生素E，因此几乎不会出现摄入不足的情况。

维生素K：有助于凝血素的合成，是血液凝结不可缺少的物质。菠菜、卷心菜等深绿色蔬菜和蔬菜油中含有大量的维生素K，因此几乎不存在缺乏。维生素K足量摄入可以避免发生青肿、瘀斑和流血。

综上所述，只有合理膳食，才能够保证维生素的摄入量：

1.摄入足量深色蔬果，并且保证种类丰富；

2.尽量食用当季新鲜果蔬；

3.减少蔬菜的烹制时间，避免营养物质流失；

4.尽量使用蒸制或者微波加热的方式对食物进行加工，减少煮制的加工方式，减少营养破坏和流失。

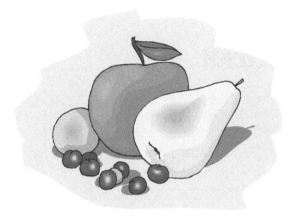

矿物质的食物来源

人体必需的矿物质钙、磷、镁、钾、钠、硫、氯的含量占人体0.01%以上，或膳食摄入量大于100毫克每天，被称为常量元素。铁、锌、铜、钴、钼、硒、碘、铬的含量占人体0.01%以下，或膳食摄入量小于100毫克每天，为人体必需的微量元素。

如果钙摄入量不足，可能会导致腰椎、颈椎以及脚后跟的经常性疼痛；食欲减退、便秘、失眠多梦等。长时间钙摄入不足，还会对骨骼健康产生不利影响，引起佝偻病和骨质疏松等。不仅如此，缺钙还会对人的精神状态产生不利影响。补充钙质首选牛奶等奶制品，一方面其钙含量非常高，另一方面容易吸收，因此奶制品有"天然钙库"的称号。每天摄入300克牛奶大约能补充300毫克钙质。油菜、芥菜和荠菜等深绿色蔬菜的钙含量都非常高，部分蔬菜的钙含量甚至超过牛奶；此外，豆制品也富含钙质，一块90克的老豆腐大约含有90毫克钙质。

大脑认知功能和神经运作都离不开镁元素，镁还具有促进褪黑素生成的作用。镁元素的作用还表现在肌肉传递信号的神经元方面，一旦镁元素缺乏，神经和肌肉的兴奋性也会受到一定的影响。通常情况下，喜食饼干和薯片等零食的人群容易出现镁元素缺乏的情况，因为这类食物制作过程中常导致镁元素丢失殆尽。镁元素轻度缺乏会引发失眠、暴躁、头痛和肌肉痉挛等症状，严重缺乏则可能导致心脏病和肠胃疾病。含镁量较高的食物有很多，以100克为单位，紫菜、杏仁、虾皮、黄豆中镁的含量分别为420毫升、286毫升、265毫升和199毫升，除了这些食品之外，粗粮（糙米、燕麦等）、坚果、香蕉、牛奶和空心菜中也都含有大量的镁元素。

人体中含量最高的元素是钙、磷和钾，其中钾元素的含量超出钠元素两倍多，其主要作用是维持体液的渗透压，使细胞渗透平衡，保证人体正常的新陈代谢和心脏的正常功能。钾在血液中的浓度必须维持在恒定的水平（3.5~5.5毫摩尔每升），过高或过低，都会导致心脏停跳。此外，如果钾的摄入量不足，还会导致肌肉、心血管、中枢神经和泌尿系统等发生功能性或者病理性变化。全身无力是最常见的钾元素缺乏症状，其中以下肢瘫软最为显著。除此之外，钾元素缺乏还可能引起恶心、呕吐、腹胀、胸闷、心律失常、脚踝浮肿以及血压升高等症状。钾元素含量较高的水果主要有橙子、哈密瓜、木瓜和香蕉等；蔬菜主要是各种菌类，包括口蘑、平菇和榛蘑等；豆类钾元素含量平均值达到600~800毫克；除此之外，薯类的钾元素含量也比较高，包括马铃薯、红薯、芋头和山药等。

铁元素摄入不足会造成红细胞减少，并且造成功能下降，极易引发缺铁性贫血。主要临床症状包括烦躁、心悸、食欲下降、面色苍白、头晕、乏力等。除此之外，缺铁还会造成手指甲和脚指甲变薄变脆，失去韧性，极易折断，还可能出现指甲凹凸不平或者反长的情况，缺铁的典型病例变化是汤匙状指甲。动物肝脏和血、蛋黄和瘦肉等动物类食品和菠菜中都含有大量的铁元素。

锌的作用是参与机体内部各种酶和激素的合成，在维持机体免疫功能方面发挥着重要作用，不仅有助于智力发育，同时还可以加速伤口愈合，属于重要的生命元素。食物和味蕾之间的桥梁就是锌元素，锌元素缺乏会降低味觉的敏锐程度，严重者影响味觉神经传导，最终引起味觉退化。如果人体长期缺乏锌元素，其味觉素的合成也会受到影响，最终引起味觉退化和食欲下降。除此之外，锌元素在蛋白质的合成过程中也发挥着作用，缺锌会导致伤口和溃疡愈合减缓。富含锌元素的食品包括牡蛎、虾蟹和海带、紫菜等海产品，核桃和腰果等坚果，各种红色肉类等。

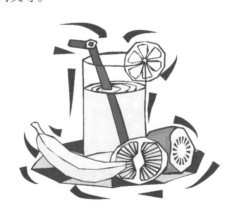

补钙的饮食策略

日常摄入钙质的主要途径是牛奶及其制品，奶制品中富含钙质，并且容易吸收，建议可以早晚各喝一杯牛奶，补充钙质，维护骨骼健康。无论是超市里出售的高钙牛奶还是订购鲜奶都是可以的。有的人不喜欢牛奶的味道，或者体内乳糖酶不足，会不喜欢饮用牛奶，这种情况下，可以尝试食用奶酪和酸奶等奶制品。

酸奶的主要原料是牛奶，其中添加了乳酸菌和蔗糖发酵而成。牛奶中的乳糖在乳酸菌的作用下分解为乳酸，牛奶中的乳糖含量下降，无论是乳糖不耐受人群还是容易腹泻的人群都可以饮用酸奶。酸奶较好地保留了牛奶的营养成分，除此之外，发酵生成的乳酸和蛋白质分解产生的多肽都有助于钙和其他矿物质的吸收。

从理论的角度来看，牛奶和酸奶能够进行等量替换，可以早晚各一杯酸奶或者牛奶，也可以早晚分别饮用牛奶和酸奶。

奶制品除了富含钙元素之外，还含有大量的蛋白质和维生素，因此摄入奶制品不仅可以补钙，还可以补充蛋白质和维生素等。根据相关研究可知，相较于不喝奶的人群，长期饮用牛奶的人群可以多获取

35%的维生素A、56%的维生素B_2、38%的叶酸、22%的镁和24%的钾，其中很多的营养素都是人体所必需的。

　　鱼虾、豆类以及绿叶蔬菜中都含有钙元素，对其进行合理的烹饪，也可以从中获取大量的钙元素。绿叶蔬菜当中含有大量的植酸，能够阻碍钙质的吸收，因此在烹饪的时候可以先焯再炒；大米先浸泡之后再清洗；面粉经过发酵之后再制作成面食，上述方式都可能减少植酸的含量，有助于钙质的吸收。老年人还可以多食用紫菜、虾皮和鸡蛋等实物，适当的增加豆制品的摄入量，不仅容易消化，并且富含钙，有益于身体健康。

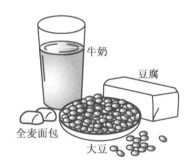

微量营养素铁的补充

铁元素是机体必需的营养物质之一，其中70%的铁元素存储于人体血液和肌肉的蛋白、血红素、各种酶类、辅因子以及运铁蛋白当中；剩下30%的铁元素则以铁蛋白和含铁血黄素的形式保存于机体的肝脾和骨髓中。

人体的铁元素需求相对较少，但是如果铁元素缺乏或者过量都可能对身体造成不良的影响。一旦人体因为各种原因导致缺铁，则可能发生缺铁性贫血等疾病。正常人群只能将膳食中5%~10%的铁元素吸收，其中植物中含有的铁元素只能吸收5%左右。铁元素与钙、镁、锌等其他二价矿物质在机体内呈现出竞争吸收的情况，其中任何一种或多种摄入过量，都可能导致铁元素的吸收率降低。果蔬和谷物当中还含有一定的非血红素铁，但是在植酸的抑制作用下，这部分铁不易被机体吸收。

缺铁性贫血的高发人群包括三类，一种是婴幼儿，即6月龄至6周岁儿童；一种是孕妇，尤其是孕中后期的女性；最后一种是生长发育期儿童。对于生长期的青少年儿童来说，如果存在铁元素缺乏的情况，或许会对其学习能力产生影响，还可能引发行为障碍，比较常见的包括注意力不集中、学习能力差并且容易发怒。女性缺铁的症状包括精神紧张、交感神经系统功能紊乱、精神不佳和免疫力低下，除此之外，其手指甲和脚趾甲也会发生变化，失去光泽，变薄、发脆、扁平甚至改变为舟状等。患者发生中度和重度贫血的时候，会出现容易疲劳、呼吸困难、苍白虚弱等症状。部分人群无法及时发现存在贫血，误以为各种功能性下降为正常情况，经常是在接受治疗之后才意识到问题所在。

铁缺乏分为三个阶段：第一阶段体内铁元素的储量不断减少；第二阶段是血清铁的降低；第三阶段表现为血红蛋白生成减少。很多人都是在第三阶段得知患有贫血疾病，此时往往伴随典型的贫血表现，因此需要重视和遵循医师的治疗方案，及时调整膳食结构，口服补铁制剂等。硫酸亚铁和葡萄糖酸亚铁是比较常见的口服补铁制剂。需要注意的是，铁元素摄入过量可能会发生血色素沉着症或者肝损伤等中毒现象，因此需要遵医嘱服用。

特别说下三岁以下婴幼儿膳食补铁的方式。

通常情况下，体重正常的婴幼儿在6个月大的时候，其体内储存的铁元素几乎使用殆尽，这时需要额外补充铁元素来满足机体发育的需求。婴幼儿的铁元素需求几乎与成年男子一致，这是因为其生长较快，但是婴幼儿的胃容量比较小，只能摄入少量的食物，因此，如果铁元素摄入不足，极易发生缺铁性贫血。纯母乳或者奶粉喂养的6~12月龄婴幼儿可以适当添加含铁辅食，例如红肉泥、肝泥和鸡鸭血等，同时确保高铁米粉的持续添加。母乳或者奶粉喂养的1~3岁婴幼儿，应当尽可能的合理膳食，通过食物获取足够的铁元素。

成年人如何通过膳食获取铁元素？

部分体重正常或者超标的人群也存在着贫血的情况，从营养学的角度分析，这属于"隐性饥饿"，即一方面机体某种营养物质摄入严重不足，与此同时还有部分营养物质摄入过量，这样一来，机体的营养需求被隐藏起来，处于饥饿状态。及时调整膳食结构，形成健康的饮食习惯，食用富含营养素的食物能够改善这种情况。

日常的多种食物中都含有铁元素，其中肉类、鸡蛋、蔬菜和谷物中的铁含量较高，奶制品中的铁含量较少。猪牛、羊肉、猪肝、猪血和鱼类等动物性食物中的血红素铁最容易被身体所吸收，它们也是日常铁元素的主要食物来源。在诸多植物性食物中，铁含量最高的是大豆，此外桃子、香蕉、核桃和红枣等水果，黑木耳、海

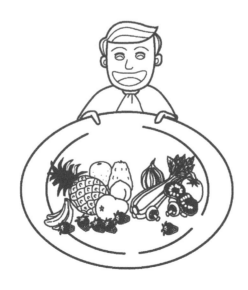

带、紫菜菠菜和香菇等蔬菜中都含有大量的铁元素。蔬果中含有的非血红素铁搭配维生素C能够得到更好地吸收，可以在食用果蔬之前添加适量的柠檬汁或者橘子汁。深绿色蔬菜中富含草酸，不利于铁元素的吸收，在使用前可以在沸水中焯5~10分钟，这样可以去掉很多草酸。

02

食物知识

五谷杂粮粥的选配

❯ 五谷杂粮定位

通过分析《中国居民膳食指南（2022）》可以得知，其核心推荐是应当以谷类为主的前提下，摄入多种不同种类的食物。首先，每天的饮食结构应当尽可能丰富，保证谷薯、蔬果、禽蛋奶畜鱼以及大豆坚果等食物的摄入，每天和每周食品摄入种类应分别超过12种和25种。其次，谷薯类食物每天的摄入量为200~300g，其中薯类和全谷类分别为50~100g和50~150g。第三，以谷类为主并尽可能的保证食物多样性。全谷物指的是没有经过精细加工，或者仅进行了碾压或者压片加工等，谷物的完整形态没有受到破坏，其谷皮、糊粉层、胚乳以及胚芽等成分依然保存完好。

五谷杂粮通常包含三大类：

籼稻、粳稻、糯稻等稻类食物，小麦、大麦、燕麦和黑麦等麦类食物，还有荞麦、高粱、粟、黍等；

绿豆、红小豆、大豆、蚕豆、芸豆和豌豆等豆菽类；

马铃薯、红薯、木薯、山药和芋头等薯类。

精白米和面属于细粮，而糙米和全麦粉则属于粗粮。笼统来看，精细加工的米面之外的所有粮食都可以成为粗粮或者杂粮。

> 膳食纤维功效大

就谷类食物而言，在进行精加工的时候，其中包含的纤维素类物质几乎全部被分离，然而粗粮当中的膳食纤维则保留的较为完全。膳食纤维属于第七类营养素，能够在人体中发挥举足轻重的生理作用。其功能主要表现为有助于血液中甘油三酯和低密度胆固醇浓度的下降，有效延长食物在胃部的留存时间，以此减缓葡萄糖的吸收速度，降低餐后血糖；还可以使人体罹患糖尿病、心脑血管疾病、高血压和肥胖症的风险极大的降低；还可以预防肠道疾病，这是因为其可以作为大肠内细菌产生短链脂肪酸的基质；还可以增强饱腹感，使热量的摄入量大大降低；可以实现控制体重的目的；还可以治疗腹泻和便秘。

＞ 改善皮肤质量

谷类的营养物质主要分布在外皮当中，中间部分仅有少量营养物质。糙米加工成大米之后，仅有1/4的B族维生素得以保留。由此可知，全谷物当中富含B族维生素，有助于保护皮肤，可以降低皮肤出油、皴裂和冒痘（皮肤腺囊肿）的发生概率，还可以避免发生脂溢性皮炎。

＞ 抗氧化、防衰老的自然源泉

全谷物的抗氧化能力较强，其中直接抗氧化成分有类胡萝卜素、多酚、植酸和维生素E等，间接抗氧化物质则包括叶酸、矿物质以及甜菜碱等。举个例子，超氧化物歧化酶（SOD）的活性十分依赖锌、铜和锰元素，可以借助于多酚螯合金属粒子，以此来降低金属粒子的氧化反应催化，以此来达到抗氧化的目的。

＞ 增加营养供应

不同颜色的全谷中含有的营养物质不同，黑色、紫色和红色全谷物中花青素的含量相对较高，而类胡萝卜素则主要存在于黄色的全谷物中。人体内部的维生素A大部分源自于类胡萝卜素，除此之外，类胡萝卜素还具有抗氧化、抗癌、免疫调节和延缓衰老的功能。β-葡聚糖可以有效降低小肠吸收脂肪和胆固醇的量，以此来实现降低血清胆固醇的目的，主要存在于大麦和燕麦中；不仅如此，β-葡聚糖还可以控制小肠的碳水化合物吸收量，以此实现血浆胰岛素浓度的下降，减轻胰腺的负担，同时减轻对脂蛋白和胆固醇造成的刺激；还可以在结肠中借助微生物发酵降解来形成短链脂肪酸，对胆固醇的合成进行有效的抑制等。

＞ 五谷杂粮如何融入我们的三餐？

1.循序渐进的添加过程

长期食用细粮的人群，应当循序渐进地增加粗粮，使消化系统能够逐渐接受和适应粗粮。如果突然大量进食粗粮，可能会伴发胀气或腹泻等症状。最初可以使用较软易消化的粗粮来代替1/5左右的精粮，消化系统适应之后逐渐提升粗粮在饮食中的占比。例如，在早餐中添加五谷豆浆，在午餐中添加少量玉米或者薯类粗粮，晚餐添加适量八宝粥。

2.粗粮的摄入量有讲究

粗粮的日均摄入量应为主食的33%~50%，摄入过多或者过少都会对健康产生不利影响。因为粗粮当中的纤维素含量较高，长期大量摄入可能会延缓胃肠蠕动，进而导致蛋白质和微量营养素得不到较好的吸收。膳食纤维可以帮助糖尿病患者延缓血糖的吸收，实现控制血糖的目的，但是过量食用粗粮容易导致体重上升。对于年轻人而言，摄入粗粮和蔬菜有助于体重的控制，但是如果没有摄入足量的肉类鱼虾蛋奶等蛋白质物质，长此以往势必会引起营养不良、精神和食欲不振、肌肉流失等情况。

3.粗粮种类多样化

每种粗粮都含有不同的营养物质，可以按照颜色对其进行分类，黑色的粗粮中往往含有更多的花青素，黄色的粗粮中往往含有更多的类胡萝卜素。应当食用多种不同的粗粮，这样可以摄入更多的营养物质。

4.粗粮做法有讲究

很多人因为粗粮口感和味道较差而选择杂粮面包和饼干等粗粮制品来代替，然而实际上，粗粮加工成粗粮制品也会造成营养成分的流失。并且很多粗粮制品中含有大量用于"润滑"的油脂，其摄入量越多，油脂的摄入量也随之提升。还有一部分人群为了获得更好的口感，在八宝粥当中添加糖分，或者将重盐重油的卤添加到荞麦面中，这样做使得糖和油脂的摄入量超标，会影响健康。

建议使用天然健康的方式来烹制粗粮，保留食物本身的味道，尽量减少油脂和糖分的添加，以豆类为例，可以蒸熟食用或者磨成豆浆。粗粮的做法包括：将谷物和豆类按照3:1或者2:1的比例搭配，浸泡一晚后蒸制，蒸熟之后混合大米组成粗粮饭，也可以在蒸制好的粗粮中添加适量的核桃和枸杞等，小火慢煮熬成粥；蒸制好的粗粮还可以混合精面或者玉米面等制作成面食，为了提升口感和营养可以在其中添加适量的坚果和葡萄干等；还可以磨制五谷豆浆，一日三餐皆可饮用；也可以将粗粮制成粉，冲泡饮用，较容易吸收。

5.粗粮的吃法有学问

吃粗粮也是有讲究的，应当增加水的摄入，其原因在于粗粮中富含纤维素，其需要借助于水溶解，并且其吸水性非常强。如果患有胃部疾病，例如胃溃疡或者肠胃炎的人群，适宜食用小米粥和五谷豆浆，容易消化，应注意尽量避免摄入易胀气粗粮，例如荞麦和大豆等。

粥类食物具有较高的血糖生成指数，因此糖尿病或者需要控制血糖的患者应当尽量减少喝粥。日常保健可以饮用燕麦、糙米和杂豆熬制的粥，能够起到控糖、减肥、降血脂和预防心脑血管疾病的作用。红豆中的钾元素利尿，薏米则具有利尿去水肿的功效，非常适合易水肿的人群。对于需要增重减脂的人群，应适量食用粗粮，避免过量导致的肠胃负担。

6.选购粗粮有窍门

一看：查看外包装信息，包括食品的产地、生产日期、保质期和储存条件等。另外，绿色、有机和无公害农产品有明显的标识和发证机构。

二闻：仔细的嗅闻粗粮是否具有天然味道，例如闻一下小米的香味是否浓郁。粗粮放得越久，香味越淡。

三摸：优质的粗粮具有非常好的手感，表皮是非常光滑和饱满的。

四尝：先买少量尝尝。

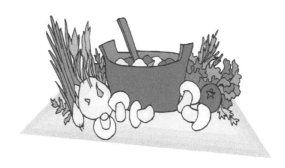

酸奶的妙用

＞ 酸奶是怎样制成的？

酸奶的制作原料为牛奶或羊奶，市面上大部分酸奶都是牛奶制作而成，先将牛奶进行巴氏杀菌处理，然后在其中添加有益菌进行发酵，完成之后冷却灌装。果味型酸奶在市面上最为常见，其特色是酸奶当中加入了独具风味的果汁果酱。酸奶将牛奶的各种营养物质进行较好的保留，经过加工后的酸奶能够被人体更好地吸收。牛奶中的乳糖经过乳酸菌发酵形成乳酸，牛奶的pH值会随之降低，当其达到酪蛋白的等电点4.6的时候，牛奶中含量不足3%的酪蛋白胶粒胶联形成巨大的海绵状酪蛋白网，其中吸收了大量的水分，呈现凝固状。保加利亚乳杆菌和嗜热链球菌这两种有益菌比较常用于酸奶发酵中，其特点在于，它们分别在酸奶发酵的不同阶段发挥作用，互不影响和干扰。首先是保加利亚乳杆菌发力，水解牛奶中的酪蛋白，使其成为氨基酸和肽，乳酸菌可以对其进行直接利用。嗜热链球菌以氨基酸和肽为食物，快速繁殖，发酵乳糖生成乳酸，之后牛奶的pH值开始不断下降。嗜热链球菌的活性随着牛奶pH值的降低而不断减弱，而其产生的甲酸促进了保加利亚乳杆菌的生长。这时，活跃的保加利亚乳杆菌作用于乳糖，使其开始产酸，并持续至发酵完成。

酸奶可以根据其生产工艺分为凝固型和搅拌型酸奶。通常情况下，牛奶原料中水分含量高达80%，干物质占比仅为12%，因此需要在其中添加适量脱脂奶粉，使其满足生产要求，使干物质的比例达到统一的标准。原料奶标准化处理之后分别经过均质和巴氏杀菌后方可接种乳酸菌。在此阶段，凝固型和搅拌型酸奶的生产工艺开始显露出各自的特点。接种完成后，凝固型酸奶需要即刻完成分装，放置于42℃环境中进行3小时的发酵即可；对于搅拌型酸奶而言，接种之后不急于分装，而是要发酵，完成之后将凝固的酸奶进行均匀搅拌并分装。制作完成的酸奶应当马上存储于4℃环境中，保证乳酸菌发酵中断，不至于因为过度发酵而变得过酸。

> 为什么推荐酸奶？

酸奶制作对原料品质有着极高的要求，原料奶中必须不含有任何抗生素，否则酸奶无法成功制作，乳酸菌无法在具有抗生素的环境中存活。原料奶在乳酸菌的作用下，分解为氨基酸和多肽成分，有助于营养物质的吸收。在发酵过程中，能够获得乙醛、丙酮、丁二酮等物质，使酸奶独具风味。相较于纯牛奶，酸奶的营养成分同样丰富，包含了多种微量元素和维生素。乳酸菌将牛奶当中的乳糖分解，并且发酵时会生成部分乳糖酶，即使是乳糖不耐受人群也可以饮用酸奶。

＞ 酸奶中是否含有活的乳酸菌？

酸奶还可以根据温度分为低温（活菌）和常温（灭菌）酸奶。常温酸奶的加工流程为，第一步原料奶经过乳酸菌发酵，之后热处理灭菌，这样处理后的酸奶可以在常温下存储；低温酸奶则必须保存于低温环境中，常温和低温酸奶的保质期通常分别为3~6个月和20天左右。常温和低温酸奶在营养层面上最大的区别在于是否包含活的乳酸菌，二者并无其他营养成分上的差别。因此消费者在选购酸奶的时候无须纠结，尽量少量多次购买，并且购买之后尽快饮用。低温酸奶中含有两种有益菌，分别是嗜热链球菌和保加利亚乳杆菌，这两种有益菌可以发挥抑制有害微生物的作用；即使这两种有益菌被消化，其碎片也可以发挥有益的免疫调节功能；发酵生成的乳酸有助于各种矿物质的吸收，有益于消化，并且可以恢复肠道的正常菌群。综上所述，喝酸奶有益于肠道健康。

≫ 如何选择到真正的酸奶？

日常生活中，十分容易将酸奶和其他的乳饮料混淆，二者的区别在于乳饮料是将牛奶等奶制品添加到水中，与其他食品添加剂共同组成的饮料制品。从健康和补充应用的角度出发，应当选择准确的酸奶。根据名称和配料表可以将酸奶分为酸乳、酸酪乳、发酵乳和酸牛乳。其中，风味发酵乳指的是在酸奶中加入了各种果粒、粗粮或者果汁，观察其配料表可知，奶位居首位；乳饮料一般又称为酸酸乳、乳酸菌饮料或风味发酵乳，水位居配料表首位。因此，如果配料表的首位是水而不是奶的话，那么该商品属于乳酸菌饮料，并不是真正意义上的酸奶。其中不包含复原乳，这是因为，复原乳指的是在奶粉中添加水使其还原为奶，这种情况下，水和奶粉位居配料表的前两位。

关于奶制品的营养成分，我国规定十分明确，其原味和风味酸奶中的蛋白含量应分别超过2.9%和2.3%，达不到这一标准的奶制品即为饮料制品。有一些酸奶会将其"乳含量"进行明确标注，尽可能选购乳含量超过85%的酸奶，因为酸奶的乳含量越高，就表示其营养价值更高。但是，酸奶的乳含量过高会导致其酸度提升，为了改善口味，通常添加7%的糖分，因此其乳含量有所下降。

❯ 酸奶和健康相关的科学依据。

《食物与健康——科学证据共识》（2016年编著出版）中，国内的营养学家分析研究了2002~2014年国外奶制品和健康关系的相关文献，发现酸奶具有显著的预防糖尿病效果。相较于完全不喝酸奶的人群，每天饮用80克酸奶的人群罹患II型糖尿病风险下降28%。美国专家学者研究发现，中老年女性每天摄入一定量的低脂乳制品，其罹患II型糖尿病的风险明显降低。提升低脂奶的摄入，能够有效地预防高血压和心脏病的发病几率。这是因为奶制品中含有的钙元素和血管紧张素转换酶抑制因子等能够有效地控制血压。高血压极易引起中风（脑血管意外），因此控制血压能够预防中风的发生。

根据相关研究可知，膳食中的钙元素能够有效预防肾结石，其机制可能是钙可以结合食物中的草酸，这样一来，机体的草酸吸收率有所下降。美国医学界推荐，肾结石患者每天适宜饮用1000~1200毫克的乳类制品，健康人也可以通过正常的摄入各种乳制品来确保钙的摄入量，起到预防结石的目的。

《中国居民膳食指南（2022）》推荐，正常人群日均奶制品摄入量为300克，约等于一袋牛奶和一盒酸奶。现阶段，我国糖尿病和肥胖症的发病率居高不下，可以通过摄入奶制品来代替肉类、奶酪、黄油和冰淇淋等高脂肪类食物的摄入。对于乳糖不耐受人群来说，酸奶也是一种非常不错的日常饮品。

❯ 喝酸奶应该注意哪些问题?

1.不足12个月的婴幼儿不建议饮用酸奶。患有腹泻等肠道疾病的患者其肠道受到损伤也不建议饮用酸奶。

2.饭后不能立即饮用酸奶,进食之后1~2小时饮用最佳,因为这个时候胃液的胃酸浓度被稀释,（pH值升高）酸度适宜,有助于乳酸菌的生长。

3.饮用酸奶的时候应当避免服用抗生素等药品。

吃对肉反而会更瘦？

动物性食物主要包括畜禽肉类以及水产品。其中畜肉和禽肉分别指的是猪牛羊马和鸡鸭鹅等动物的肌肉、内脏及其制品；水产品主要包括鱼虾蟹贝等。人体所缺的蛋白质、脂肪、维生素和矿物质等主要源自于动物性食物。日常饮食中，有些人认为吃肉会导致肥胖而拒绝吃肉，那么吃肉是否真的会导致肥胖呢？

成年人有三种能量消耗方式，分别是基础代谢、体力活动以及食物特殊动力作用。其中，人体的基础代谢指的是，人体维持最基本生命活动必需的能量消耗，具体是指，清晨人体空腹在舒适的环境中静卧，不发生任何体力和紧张的思维活动，全身所有肌肉处于松弛状态，并且消化系统也处于静止状态，仅维持最基本的生命活动消耗的能量，包括维持呼吸、体温、心脏搏动、各个器官组织和细胞的基础功能等。对于从事体力活动的成年人而言，基础代谢消耗的能量占比为60%~70%。以公斤为单位计算机体内部包含的去脂组织在基础代谢中占据的比例，显著大于脂肪组织的占比，其原因是，去脂组织占据主要地位，因此男性的基础代谢通常高于女性，而中年人的基础代谢也通常高于老年人。需要注意的是，肥胖患者的基础代谢通常比正常体重人群高，其原因是，肥胖患者的去脂组织较多，假如以公斤为单位进行对比的话，那么相较于正常体重人群，肥胖人群的基础代谢较低。综上所述，较之正常体重，肥胖人群的代谢组织有所下降，也就是，随着代谢率的降低，肥胖者的风险会上升。

经过上面的分析之后，重点问题来了，基础代谢应当如何提升呢？现实中，一部分人群通过不吃肉等节食方式对体重进行控制，不可否认，这种方式快速有效，但是不久之后会发现体重又会反弹回来。节食减肥的方式是暂时的减轻体重，脂肪却可能依然存在，因此从长远和监控的角度来看，这种方式并不可取。通常情况下，节食减肥的同时，肌肉也会燃烧消耗，这样一来，体脂率不降反升，同时肌肉也有所减少。人体的肌肉会随着年龄的增长而不断减少，40岁左右，骨骼肌逐渐步入衰老状态，无论数量还是质量都有所降低，进而导致人体的运动能力和关节的稳定性下降。拒绝肉类的摄入还会导致蛋白质、矿物质和维生素的摄入减少，可能导致营养不良，并引起内分泌失调和免疫力降低等问题。

其实减肥的重点并不是不食用某种事物，而是应当均衡饮食。尽量减少甜食和肥肉的摄入，多食用果蔬、粗粮以及白色肉类，例如鸡肉和鱼肉等，都有助于保持身体健康。

想要获取足够的营养，首先要保证膳食均衡合理。畜禽鱼蛋奶和蔬果都是人类维持生命健康必不可少的能量和营养素。平衡膳食指的是，在一段时间内，膳食当中包含的食物种类和比例能够最大限度地满足健康机体的能量和营养素需求。例如，虽然蔬菜的能量比较低，但是其富含各种维生素，肉类虽然具有较高的能量，但是其中含有大量的优质蛋白质和矿物质。因此日常饮食需要合理搭配，既要保证足够的营养素摄入，也要保证能量摄入科学合理，这样才是健康的标配。

减肥的核心是减少脂肪而不是简单的减轻体重。减肥只是一个短期规划，但是如何保持身体健康确实需要长期坚持努力。合理均衡膳食是一个方面，能量消耗是另外一个需要关注的内容，唯一能够自我调节的能量消耗方式就是身体活动，所以想要实现吃动平衡，必须要重视运动。荤素搭配得当，保持适量运动，才能够保持身体的健康。

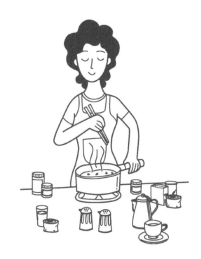

微生态食品的膳食补充

　　微生态食品是指含有对人体有益的活菌及其产生的有益代谢产物的食品。一个成年人体内（主要是大肠的结肠内）栖居着至少400多个种类，100万亿个细菌，形成了人体内部的微生态环境。从益害关系讲，人体肠道内的微生物相对分为有益菌群、有害菌群和中性菌群，正常情况下有益菌群和有害菌群保持动态平衡，即微生态平衡。微生态平衡丧失使有害菌处于优势，而有益菌处于劣势，这种状态下人体就会发生疾病。人类食用含活菌食品的历史悠久，如酸奶、酸菜、泡菜、干酪、豆豉、发酵醋、酱油、大酱、原生态成熟蜂蜜等发酵食品中获得活菌及代谢产物营养源；现在又有了新的微生态食品，如益生菌、益生元、后生元、益生菌酸奶、活菌乳酸菌饮料等现代工业化微生态食品。

　　益生菌是一种对人体有益的活性微生物，存在于人体肠道消化系统内。能调节肠道菌群平衡，促进肠道营养吸收，促进免疫能力增强，预防和改善腹泻，缓解不耐乳糖的症状。服用益生菌，还可以预防心脑血管疾病和中老年骨质疏松，促进肠道蠕动，杀灭肠道的有害细菌，促进肠道的营养吸收。常用的益生菌种类主要包括干酪乳酸菌、副干酪乳杆菌，鼠李糖乳杆菌和植物乳杆菌等。

益生元的概念由国际"益生元之父"——格伦·吉布索于1995年提出，指一些不被宿主消化吸收却能够选择性地促进体内有益菌的代谢和增殖，从而改善宿主健康的有机物质。由于益生元不能被人体分解、吸收和利用，通过消化道到达结肠后，有的能被结肠菌群分解和利用，而促进结肠菌群的生长，在改善肠道微生态、促进脂质、蛋白质与矿物类代谢方面具有重要意义，所以愈来愈广泛地被应用于食品、饲料等领域中。常用的益生元有低聚糖类，包括低聚果糖、低聚半乳糖、低聚木糖、低聚异麦芽糖、大豆低聚糖、菊粉等。有些微藻类也可作为益生元，如螺旋藻。此外多糖（如云芝多糖）、蛋白质水解物（如酪蛋白的水解物、α-乳清蛋白、乳铁蛋白等）以及天然植物中的蔬菜、中草药、野生植物等也能作为益生元使用。

后生元是对宿主健康有益的无生命微生物和其成分的制剂，是一种新型的功能性原料。后生元与益生菌最大的区别就是，益生菌是活的，而后生元是死的或者其活性功能性成分。后生元含有高浓度、高富集性成分，对于人体有着多种健康功效，并可应用于多个领域。实际上，后生元所发挥的健康益处可能是由许多不同的机制所驱动的。在某些情况下，这些机制可能与已知的益生菌作用机制类似。这些机制可以独立或联合发挥作用，主要包括以下5种：①对微生物组的有益调节；②增强上皮屏障功能；③免疫反应的调节；④调节全身代谢；⑤通过神经系统发出信号。除此之外，特定后生元还具有生物防腐功效，代替化学防腐剂。后生元生物防腐剂不仅具有生物防腐功效，还具有调节肠道菌群平衡、提高免疫力和辅助治疗肠胃疾病等功效。

益生菌酸奶是益生菌的最佳载体之一。益生菌酸奶除了含有基础发酵剂保加利亚乳杆菌和嗜热链球菌外还含有能够在人体肠道内存活的乳酸菌，比如，鼠李糖乳杆菌和干酪乳杆菌等。这类酸奶除具有乳酸菌发酵所产生的一系列对人体有益的代谢产物外，还能增加人体肠道内益生菌的数量，有利于调节人体肠道微生态平衡。益生菌酸奶有调理肠道菌群平衡、降低胆固醇和血脂、合成维生素、促进钙离子、铁离子、维生素D吸收、提高免疫力等作用。当出现便秘或者是肠道功能紊乱时，可以适当食用，有助于调节胃肠道的菌群。另外益生菌酸奶需要冷藏，益生菌酸奶从生产、制作到市场销售等全过程中务必维持冷链物流储存，而且在保存期需要维持一定的活菌数。一般来讲，要想获得益生菌的功效，则每天应该摄入含有1亿~10亿个益生菌的酸奶。

乳酸菌饮料是指以乳或乳制品为原料，经乳酸菌发酵制得的乳液中加入水，以及食糖和（或）甜味剂、酸味剂、果汁、茶、咖啡、植物提取液等的一种或几种调制而成的饮料。根据其是否经过杀菌处理而区分为杀菌（非活菌）型和未杀菌（活菌）型。乳酸菌饮品含有一些对人体有益的肠道益生菌，对人体有一定的好处。比如，可以帮助消化，保持肠道的健康，有利于肠道正常运作，增加肠的蠕动，有利于改善便秘和腹泻。

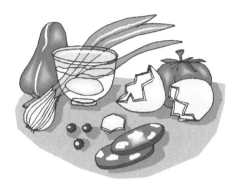

特殊状态饮食干预策略

03

调节睡眠的饮食策略

晚餐以清淡为主，荤素兼顾，尽可能保证蔬菜种类不少于两种。举个例子，凉拌波菜不仅富含丰富的维生素，同时还具有人体所需的膳食纤维。尽量减少面食的摄入量，可以搭配适量粗粮，减少油炸食物和鱼类的摄入量，不饮刺激性饮料如浓茶、咖啡等。睡觉比较晚的人群，如果睡觉之前饥饿感比较强烈，可以喝一小杯牛奶或者豆浆，吃两三块小饼干。

大部分的乳制品都具有改善睡眠的功能，因为牛奶、酸奶和奶酪等奶制品中的钙质可以助力大脑借助于色氨酸生成褪黑素，这种物质具有诱发睡眠的作用。睡前喝杯牛奶或酸奶，不但睡得好，还可以有效地防止胆结石形成。一般睡前半个小时左右喝效果最好，不仅如此，钙质还能够对肌肉运动进行调节，使其放松。

开心果、比目鱼、金枪鱼和鲑鱼等食物中含有大量维生素B_6，其是制造褪黑素和血清素必不可少的物质。此外，色氨酸也可以对睡眠进行改善，核桃中富含色氨酸。褪黑素属于"生物钟"激素，能够对睡眠周期进行有效的改善。

　　龙虾和河虾等甲壳类外骨骼动物肉类中也含有大量的色氨酸，杏仁中则含有大量的镁元素，这是高质量睡眠和骨骼构建不可或缺的矿物质。根据相关研究可知，一旦人体缺乏镁元素，将会出现失眠的症状。

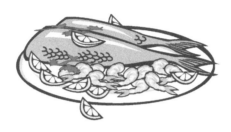

　　熬夜难免要喝点提神的饮料，很多人喜欢饮用咖啡或者浓茶。事实上，虽然咖啡具有较好的提神醒脑功能，但是其会造成B族维生素的消耗。建议饮用绿茶，原因是绿茶鲜叶中超过85%的茶多酚和咖啡因等天然物质得到了较好的保留，这些天然物质可以将人体内部多余的自由基消除，并且具有较强的抗氧化能力，具有抗衰防癌，消炎杀菌的作用，这是其他茶叶远远无法达到的效果。菊花茶具有助眠的效果，因为其能够增加甘氨酸的含量，从而起到放松神经和肌肉的作用，达到温和镇静的效果。蜂蜜当中含有天然糖，其可以使胰岛素含量稍微提升，这样一来色氨酸更易进入大脑。将蜂蜜和甘菊茶混合之后在睡前引用，有助于提升睡眠质量。

　　进食后不要立即入睡，建议1~2小时之后休息。这是因为，饭后机体胃肠道正处于工作时段，入睡后机体的各个器官代谢放缓，这样一来，机体状态失衡，可能造成消化不良，同时也不利于保持良好的睡眠质量。

调节情绪的饮食策略

新鲜的水果和蔬菜富含维生素C，能在一定程度上预防神经氧化损害，改善大脑功能以及增强免疫系统功能，水果和蔬菜产生的五羟色胺还会催眠和减轻焦虑。绿叶蔬菜，如菠菜和羽衣甘蓝叶绿素含量高，叶绿素是负责调节皮质醇产生的矿物质，皮质醇又称应激激素，可以在压力状态下维持机体生理功能的平衡稳定。

不饱和脂肪酸源自于鱼类。除了调节抑郁，脂肪的消耗也改善了血液流动，减少了白细胞等类炎性细胞聚集，从而降低心脏病的发病风险。随着社会的发展，人们的饮食结构在几十年里发生了巨大的变化，各种高脂食物、红色肉类和精糖的摄入量都显著提升。不良的膳食结构和久坐的生活方式使得各种慢性疾病的发病持续增加，包括各种心脑血管疾病、肠道疾病、肥胖和抑郁等。通过长期的流行病学研究分析可以得知，地中海区域的居民因为摄入大量的果蔬，谷物和鱼类，使得其抑郁症发病率明显降低，说明该地区的膳食结构可以降低抑郁的发病率。而各种高糖和精加工食物会导致抑郁的发病率提升。

乳制品含有大量的蛋白质、维生素D和钙，可以通过降低血压帮助放松身心。一杯温热的牛奶睡前可以帮助缓解失眠和焦虑。在减少抑郁症状方面，杏仁、腰果和核桃等坚果效果较好。杏仁含有增强免疫力的B族维生素和维生素E，在紧张焦虑期间尤为重要。腰果含锌量比较高，人体缺锌可能引起抑郁和焦虑。核桃富含不饱和脂肪酸，对于脑和神经递质功能的正常运转以及缓解抑郁症症状至关重要。推荐适量饮用绿茶和菊花茶，除了含有高水平的抗氧化剂之外，绿茶还含有丰富的茶氨酸，可以减轻压力，增强认知功能。

日常膳食选用高纤维食材有助于促进肠道蠕动，能够保持肠道健康，还可以增加优质益生菌的摄入，使肠道长期维持健康状态。注重维生素B_3、B_6、B_{12}等B族维生素的摄入，同时保证叶酸的摄入，上述物质能够直接或者间接的参与合成五羟色胺以及其他神经递质，维护支配肠道正常蠕动的交感、副交感神经的功能。

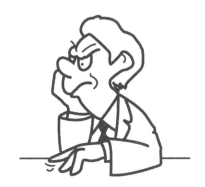

避免食用辣椒、胡椒、咖喱、芥末以及葱姜蒜等刺激性食物，因其可以导致神经兴奋性提升。尽可能少地摄入咖啡、可乐和茶等提神类饮品的摄入，特别是睡觉之前，因其中包含的咖啡因可能会导致失眠和头痛，而长期失眠可能导致抑郁症。很多能量饮料充斥着咖啡因和糖分，咖啡因是一种兴奋剂，会引起焦虑、烦躁和紧张，这两者都会加重焦虑和抑郁。

改变作息混乱、经常熬夜的不良生活习惯。长期的作息紊乱会造成人体生物钟的混乱。所以，规划管理好时间，尽量使自己的生活作息有规律，对于改善失眠抑郁非常重要。

口腔溃疡的诱因和预防措施

导致口腔溃疡的原因：①免疫系统异常。一旦机体免疫系统出现问题，那么口腔中的病毒和细菌的活跃性会显著提升，这样一来，溃疡必然会加重，所以在日常生活中应当养成锻炼身体的良好习惯。②消化系统疾病。例如比较常见的腹胀、腹泻以及便秘等疾病都可能引发口腔溃疡。③精神因素。如果人体长时间处于紧张的环境中，存在较大的压力，无法保证充足的睡眠，并且长期处于疲劳状态，体内环境平衡性被打破，极易引发溃疡，这也是溃疡最为常见的病因。④营养缺乏。B族维生素等营养物质的缺乏也可能导致口腔溃疡。⑤饮食因素。长期吸烟以及喜食辛辣食物的人群，其发生口腔溃疡的概率都比较高。

口腔溃疡宜饮食清淡，可以吃一些流质或半流质的食物，如清粥、蛋羹之类，足量食用新鲜果，因为其中包含大量的维生素。避免食用各种辛辣食物和具有刺激性的调味品。也不建议饮用咖啡、酒类以及可乐等饮料。避免食用不易咀嚼的食品，如炸鸡、坚果类食物；冰淇淋和火锅等过凉和过烫的食物都避免直接食用。保证足量的优质睡眠，提升免疫力，每天摄入足量的饮用水。

预防口腔溃疡的措施：

1.一天两次刷牙，三餐后淡盐水漱口；减少对口腔黏膜的局部刺激。

2.保持良好的心态和愉悦的心情。

3.确保睡眠质量，精神抖擞。

4.规律饮食，均衡营养，保持大便通畅。

5.进行适度的体育锻炼，增强免疫力。

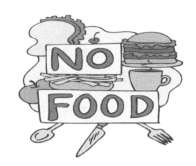

体能训练的科学营养策略

　　饮食控制结合运动是公认的保持健康体重的最佳方式。平衡膳食、合理营养是我们遵循的基本膳食原则。充足的优质蛋白质食物、动物蛋白和豆类蛋白占总蛋白比例40%以上；除此之外，还应当及时补充人体所需的各种不饱和脂肪酸，包括花生四烯酸（AA）、二十二碳六烯酸（DHA）以及二十碳五烯酸（EPA）等，其主要食物来源为深海的鱼、虾、蟹以及山核桃油等。注意新鲜、时令蔬菜水果的补充，尤其是含有维生素A、C、E，维生素B_2、B_6和B_{12}的食物补充。矿物质及微量营养素补充充足，选择含铜（肝脏、海产食品）、铁（动物肝脏、动物血、肉类）、锌（海鲜类、牛肉）、硒（肾脏、鱿鱼、海参、海产品）丰富的食物。这些元素在体内代谢过程中，对维护机体免疫机能、提高抗氧化能力有积极作用。

　　针对3~5公里晨跑跑前宜适量喝点温水或运动饮料，跑后再去进餐比较适宜。如果早晨的运动量比较大，或跑步时间较长，建议在跑步前进餐。可以选择燕麦、豆浆、热牛奶和糕点等碳水化合物，不仅体积小，而且便于消化，能够为机体提供足够的能量。也可以摄入饼干或糖果，也会起到补充碳水化合物的作用。巧妙的食物补充一方面保证了血糖的稳定供给，另一方面保证了锻炼效果。

第一，运动期间的饮食应当进行严格的控制，适当的摄入蛋白质，增加碳水化合物的摄入，同时控制脂肪的摄入。第二，尽量减少高脂肪食物的摄入，粗粮适量摄入，保证足量的膳食纤维供应。尽量减少气体的产生，同时有助于胃排空时间的延长。避免食用辛辣食物，以免刺激胃肠道。第三，合理配置运动和饮食时间。饭后应当适当的休息之后方可进行运动。运动之后也应当休息一个小时再进食，有助于食物的消化。但是可以适当地补充液体饮料等。运动之后，身体处于疲劳的状态，为了避免造成消化不良，应当少量摄入食品，减轻肠胃负担，保护肠胃功能。第四，切忌空腹长时间运动。基本原则是确保运动时胃内食物基本排空，否则进行运动会可致胃肠道不适应。如果进食之后马上运动的话，胃部处于充盈的状态，膈肌活动受到一定的限制，能够对腹式呼吸产生影响，不适合进行运动或者训练。除此之外，进食之后马上运动的话，血液会重新分配，消化系统的血液供应减少，不利于食物的消化和吸收。在进食量不多的情况下，餐后2~2.5小时进行运动比较适宜。

碳水化合物在人体内主要以糖原形式储存，但储存量不多，普通人体内肌糖原和肝糖原总量只有500克左右。缺氧环境下，糖可以通过无氧糖酵解方式供能，产生的代谢产物为乳酸。如过量运动，大量乳酸堆积在肌肉中，刺激肌肉组织产生肌肉酸痛。此为无氧运动后的常见疲劳症状。而在有氧环境下，糖通过有氧氧化方式供能，尤其是长时间大强度运动中，糖作为燃料的供能对运动能力尤为重要。

因此，相对于脂肪和蛋白质而言，在运动健身时，碳水化合物是最高效的能源物质。运动健身前补充碳水化合物能增加体内糖储备和血糖的来源，对于延迟运动疲劳有一定积极作用。一般建议运动前的饮食最好是以高碳水化合物、低脂和适量蛋白质食物为主，可以选择中低血糖指数的食物。对于短于1小时的运动，不建议再补充碳水化合物食物。而对于长于1小时的运动，可以选择运动饮料的方式补糖，以低聚糖饮料为主，摄入运动饮料时要少量多次。若有间歇时间，适量的含糖水果也是可以选择，如香蕉、橘子等。运动后应及时补充多种糖类。为使运动消耗的糖达到最佳恢复速率，建议运动后每小时摄入糖约50克。

蛋白质是人体最重要的营养素之一，也是运动健身中改善肌肉质量、合成蛋白质不可或缺的原料。不同人群的日均蛋白质摄入需求也存在着差异，其中普通人群为0.8~1克，健身人群为1.2~1.7克，耐力运动人群为1.2~1.4克。当然蛋白质的摄入也不是越多越好的，如果长期摄入超过2克，则可能导致酸碱平衡紊乱，加重肝肾的代谢负担。推荐在运动健身前后补充蛋白质，这样可以加速肌肉合成，减少肌肉酸痛和疲劳感以及加快机体恢复。如①蛋类；②鱼类，不但提供优质低脂肪的蛋白质，还富含丰富的不饱和脂肪酸，尤其是海水鱼类；③瘦牛肉，优质蛋白质、铁、锌、B族维生素；④花生酱，丰富的蛋白质、膳食纤维、维生素，多不饱和脂肪酸、并且不含有胆固醇；⑤豆腐，含有丰富的蛋白质、钙，可以加工成不同的风味。食物中的蛋白质能够给人带来饱腹感，假如运动后1~2小时就有明显的饥饿感，那么应当在日常饮食中适当的添加蛋白质，也可以使用蛋白质补充剂。其次，机体在进行了大负荷的训练之后，会产生较大的蛋白质需求，这一时期，如果没有摄入足量的膳食和营养，也可能导致蛋白质缺乏，应当尽可能摄入足量蛋白质。尤其是感觉运动后恢复减慢。第三，具有增肌需求的人群，在经过大负荷训练之后肌肉仍然没有增加的话，可能需要调整蛋白质的质量。一般在运动后30~60分钟内，需要有20~25克蛋白摄入。运动后喝一杯牛奶，不仅能快速补充蛋白质，还能快速补充运动中丢失的各种营养素。另外鱼类，也是蛋白质丰富的食物，其中含有大量不饱和脂肪酸，还具有抗炎物质，既有助于增肌加力，还能够改善肌肉酸痛的症状。推荐一些运动后的饮食，比如高蛋白低脂的膳食和高蛋白高碳水化合物膳食等。运动后蛋白质和碳水化合物的适宜补充能更有效地加快机体恢复，改善运动能力。

运动中补液的基本原则是积极主动、少量多次、维持水电解质平衡。要求积极主动补液，不要等到口渴后再去补充，补液的量取决于体内液体的丢失量。补液不是单纯补充水，适当补充淡盐水（0.9%生理盐水）或林格氏液的等渗运动饮料。一般要求运动前30~60分钟补液300~500毫升来保证的体液平衡。在运动训练和比赛时，应有计划的补充液体，通常为每15~20分钟补充液体量120~240毫升，每小时液体补充量应当控制在800毫升以内，运动结束之后应当有针对性的补充液体，既可以纠正脱水情况，也有助于各项机能的恢复。除了运动饮料以外，水果类食物是不错的选择。汤羹类也有助于快速补水。

运动后越早恢复丢失的液体，越有助于消除疲劳。其次，还应当加大抗氧化类物质和各类维生素等营养物质的摄入，例如深色和橙色的蔬果等。运动饮料是指，充分结合运动的生理消耗特点，针对运动消耗的各种营养物质制作的饮料，补充机体所需营养物质，既可以维持运动能力，还可以缓解疲劳。大部分运动饮料当中都不含酒精和咖啡因，这些物质会对中枢神经产生一定的刺激，对恢复产生不利影响；也不含有碳酸气，以免造成胃肠胀气。其主要构成为等渗或低渗电解质。

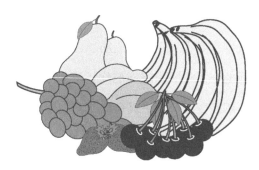

耐力的提高主要依赖心肺机能和运动训练水平。在营养补充方面，充足糖类能源物质和良好的体液平衡是物质基础。其次，补充富含B_1和烟酸丰富的食物，这类维生素主要参与糖类代谢，因此饮食选择方面，选择含维生素B_1的食品如小麦胚芽、猪腿肉、大豆、花生、里脊肉等。而食物中钙的营养可以避免运动性骨量减少的发生。B族维生素属于水溶性维生素，会伴随着日常出汗而丢失，此类维生素无法在体内合成，只能从膳食当中获取。B族维生素在人体新陈代谢当中发挥重要作用，运动期间机体的代谢十分旺盛，相应的也对B族维生素有了更大的需求。因此，体力劳动者和热衷于健身的人群应当注重补充B族维生素，既可以避免B族维生素缺乏，又可以提升运动效果，加速机体恢复，增加肌肉力量。

特殊人群饮食干预策略

04

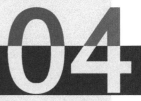

科学饮食的力量\轻松学营养

四　高脂血症的健康干预策略

　　机体血浆中含有的全部脂质统称为血脂，包括胆固醇、胆固醇酯、三酰甘油（甘油三酯）、β–脂蛋白和磷脂等。人体能够合成绝大多数胆固醇，只有一小部分胆固醇需要从食物中获取。三酰甘油则大部分来自于日常饮食，人体仅能合成很少的一部分。当血清胆固醇超过正常值5.72毫摩尔/升、三酰甘油超过1.7毫摩尔/升时就可以确诊为高脂血症。脂质几乎不能溶解于水，其存在需要借助蛋白质来组成脂蛋白。因为这个特点，高脂血症也可以称为高脂蛋白血症。

　　对于人体而言，高脂血症带来的危害具有隐匿性、渐进性、进行性和全身性等特点。其造成的直接损害表现为全身的动脉粥样硬化进程加快，从而影响器官的血氧供应，引发十分严重的后果。高脂血症、高血压和高血糖被共同称为"三高"，三者互相关联。其中高脂血症能够导致糖尿病的病情加重，因此在治疗糖尿病的时候，还需要对血脂进行调节，这样能够降低糖尿病致残或者致死的风险。脂肪肝是高脂血症最常见的并发症。通常情况下，患者患有轻度脂肪肝几乎不会有任何异常，往往无法自觉。而中度和重度脂肪肝有明显的临床症状，最为常见的包括肝肿大、肝区胀痛、转氨酶升高，并且伴随食欲不振的情况。严重的脂肪肝则可能引起黄疸和脾大等症状。如果患有动脉粥样硬化，那么其心肌功能也能出现问题，造成激活血管紧张素转化酶分泌量增加，引起血管痉挛，使血管管腔狭窄，血液阻力增加。这时肾上腺素接到信号增加升压素的分泌量，最终导致患者血压上升，迫使血液流动。血脂高的同时，血液的黏度也会提升，这样一来，各个脏器的血氧供应量有所下降。免疫细胞的生成转换率也受到影响，引起机体免疫力下降，机体抵抗疾病的能力同时下降，难以抵挡病毒和细菌的侵害。除此之外，高脂血症还可能引发脑梗死、心肌梗死、胆石症、冠心病、肝硬化和眼底出血等疾病。综上，应关注、重视和预防高脂血症。

高脂血症的易患人群

1.有不良饮食习惯者

主要指的是进食不规律、长期暴饮暴食，或者喜食高脂肪和高热量的食物等，例如肉类、动物肝脏、奶油和蛋黄等。除此之外，不喜食蔬果类食物的人群，也十分容易造成低密度脂蛋白胆固醇和三酰甘油升高，与此同时，高密度脂蛋白胆固醇的含量呈现降低的状态，引起血脂比例结构改变，最终引发高脂血症。

2.不爱运动者

体力活动和体育运动都会消耗大量能量，有助于脂蛋白酶活性的提升，高脂血症患者的脂质代谢活动也可以得到改善，推动脂质的转运、分解和排泄，血清胆固醇、三酰甘油和低密度脂蛋白含量能够显著下降。因此，不进行体育锻炼或长期不运动，也会提升高脂血症发生的风险。

3.精神压力大者

长期的不良情绪和紧张的工作环境都可能导致血液中胆固醇的含量升高，同时导致血管收缩、导致机体血压升高。假如血管长期收缩痉挛，那么血管内壁上会沉积大量的脂质，在血管内皮形成斑块，引起局部狭窄。长此以往，可能引起高脂血症、心脑血管疾病心梗或脑梗。

4.长期大量饮酒和吸烟者

众所周知，烟酒中的尼古丁和CO等物质对身体健康产生严重的不良影响，还会损伤血管内皮细胞，导致间隙增大，造成血管中大量血脂沉积，最终引发动脉粥样硬化、血管狭窄。与此同时，低密度脂蛋白的浓度也会显著上升，形成高脂血症。由此引发恶性循环，导致血液不畅、血管堵塞，引发严重后果。

5.40岁以上人群

40岁之后，血管内皮细胞功能开始进入衰老期，随着细胞功能的减退，血脂持续上升，心脑血管疾病的发病率也不断提升，肥胖者的变化尤其明显。所以，超过40岁的男性应当每年进行血脂检查。

高脂血症患者在饮食上需要注意以下几个方面。

1.合理饮食，控制总热量的摄入

患有高脂血症的人群往往体重较大，但是长期饥饿可能会引起三酰甘油升高，因此并不建议饥饿疗法，但是可以适当控制食物的摄入量。如果体重正常，则无需对热量、蛋白质和碳水化合物的摄入进行限制。为了保持标准体重，应当控制脂肪摄入量不超过总摄入热量的30%，并且尽可能减少动物脂肪和饱和脂肪酸的摄入。如果机体摄入过量的饱和脂肪酸，会造成血管壁上的脂肪沉积，并最终引起血液黏度增加。在饱和脂肪酸的作用之下，胆固醇的吸收和合成速度加快，可以提升血清胆固醇含量。长时间过量摄入饱和脂肪酸，会明显提升三酰甘油含量，血液凝固速度也会加快，导致机体内血栓形成。一旦血栓脱落，栓子可随血流进入体循环流动，引发机体不同部位脏器的栓塞，导致灾难性的后果。

2.控制好碳水化合物的摄入量

碳水化合物最适宜的摄入为总摄入量的55~60%，适合以谷物作为主食，同时保证豆类及其制品的摄入，尽可能少的使用精米和精面。日常多食用富含纤维素的小麦、燕麦、谷类和豆类等食品，能够起到降脂的作用。尽可能地减少糖类和甜食摄入，避免食用各种糖果和含糖量较大的糕点、点心等。可以适当地使用红糖、蜂蜜和玉米糖等。小麦、稻谷和玉米等植物中含有大量的游离状植物胆固醇，能够起到降低胆固醇的作用。

3.控制好脂肪的摄入量

应当对机体的脂肪摄入量进行控制，其在机体摄入总能量中的占比应小于20%。如果体重正常，无须严格限制脂肪的摄入，其占比可以控制在25~30%。在饮食上，不要暴饮暴食，也不要大量的摄入高胆固醇和脂肪的食物，例如肥肉、鱼子、动物内脏、螃蟹和蛋黄。日常饮食避免食用动物油，可以食用玉米油和大豆油等相对健康的植物油。不建议食用奶酪、黄油和奶油等油脂含量较高的食品。

4.增加蛋白质摄入量

禽蛋奶、海鲜和豆制品中富含蛋白质，豆制品中豆固醇可以降低血脂。可以适当增加植物蛋白的摄入量，如豆腐类的豆制品，其在总摄入蛋白中的占比应当超过1/2。

5.摄入足量的膳食纤维和微量营养素

应保证足量的果蔬摄入。果蔬中富含维生素C、无机盐和膳食纤维。维生素C的作用是降低β-脂蛋白，并且提升脂蛋白酶活性，以此来实现三酰甘油的降低；膳食纤维可促进胆固醇排出；无机盐的功能是保护血管。降脂的食物有很多，包括奶制品、绿茶、菌菇类、番茄、萝卜、葱、姜、蒜、海菜、各种新鲜的蔬菜和水果等。

虽然低脂食物有很多，但是想要获得降脂的效果，需要长期坚持食用。部分人认为，一次大量的摄入，可以获得显著的降脂效果，然而事实并非如此。胃容量是一定的，过量摄入某种食物势必导致无法足量摄入其他营养物质，而且，单次大量进食一种食物，也根本无法保证其有效成分完全吸收，并在体内合理发配。因此只有保证均衡饮食，才可以保持健康的体魄。

6.改变不良的生活习惯

很多人都有暴饮暴食、喜食夜宵等不良饮食习惯，想要健康，这些习惯必须改变。可以通过少食多餐的形式来均衡热量配比，每餐细嚼慢咽，延长进餐时间，既增加了美味品尝的时间，又因时长而产生了饱腹感，由此适当减少了食量，每顿饭都吃七八分饱。高脂血症患者应避免饮酒。酒精能够将脂肪中的脂肪酶激活，这样一来，脂肪酸会进入血液；除此之外，酒精只能在肝脏中分解氧化，不仅增加了肝脏的负担，而且消耗肝脏中的辅酶，导致脂肪酸无法充分氧化，最终生成三酰甘油。不仅如此，酒精对血液当中的极低密度脂蛋白的清除也有一定的抑制作用，可以增加高脂血症的发病率，对健康产生不利影响。

7.选择合理的烹饪方法。

患有高脂血症的中老年人，应当尽可能食用蒸、煮、煨、炖、熬和凉拌的方式烹饪食物。

8.多选择有氧运动。

高脂血症的患者适合选择有氧运动来锻炼身体，尽可能避免憋气和静力性力量练习。游泳、慢跑、快走、太极、骑行和健身操等大肌群有氧运动比较适合高脂血症患者。运动的频率为每周3~5次，每次运动半个小时至一个小时，运动之前应当进行5~10分钟的热身，确保脉搏升高至正常范围内方可进行运动。运动结束之后，要进行5~10分钟的整理，例如慢跑等运动。如果立刻停止运动，可能会引起心脏缺血，或者发生交感神经失衡的情况。

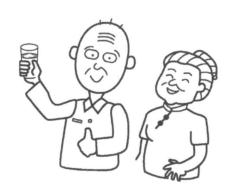

高尿酸血症的饮食干预策略

黄嘌呤同时受到黄嘌呤脱氢酶和氧化酶的作用发生降解，最终生成的代谢产物为血尿酸。尿酸水平会随着年龄的增加而不断上升，其原因可能是肾功能随着年龄的增长而下降，尿酸的排泄也随之下降。高尿酸血症的高发人群为中年人，不过最近几年该疾病也逐渐年轻化。通常情况下，高尿酸血症并不会发展成为痛风，临床上也没有痛风症状，这一类被称为无症状高尿酸血症。然而不可否认的是，高尿酸血症和痛风有着千丝万缕的关联。血液中尿酸的浓度长期大于7.0mg/dL时，尿酸无法全部在血液中溶解，多余的尿酸形成尿酸钠结晶，作为一种异物聚集于人体的关节和肾脏中。需要注意的是其不会引起炎症。尿酸钠结晶一旦从血液析出、剥落，就会随关节囊内壁滑膜组织分泌的关节润滑液进入关节腔内。关节腔可以想象为一个潜在的口袋，在大关节如膝关节，具有相当的容积。尿酸盐结晶积少成多，可达几十粒或更多存于关节腔内。形成结石样异物。因草酸盐结石为阴性结石，X光一般不显影，故临床难以查知。草酸盐结石本身不会引起疼痛，但随着关节运动，这些沙砾颗粒状的具有一定硬度的结石，对关节表面软骨摩擦、撞击直接的机械刺激作用，可引起关节的剧烈疼痛，并导致关节表面软骨面的破损，引发关节炎症。为了排除该异物，白细胞会吞噬、吸收该结晶，但是机体内部的酶都无法溶解尿酸，导致白细胞也难以将尿酸彻底清除，唯一的方式就是等待自然消亡，各种生理活性物质也随之释放，产生炎症刺激作用，直接引起关节疼痛、发热和红肿，临床上将这些症状称为痛风。

患有高尿酸血症的人群，一旦发生痛风，则进入急性高尿酸血症期。没有得到及时治疗导致痛风反复发作并且形成痛风结节，此时属于慢性痛风结节期。这两个症状期之前的时期即为无症状高尿酸血症期。

尿酸可以分为外源性和内源性尿酸两种，前者指的是富含核蛋白和嘌呤的食物，后者指的是在体内进行的嘌呤核苷酸转化，其中内源性尿酸的占比高达80%。通常情况下，尿酸的产生和排泄保持着一个平衡的状态。人体尿酸池的总容量为1200毫克，每天产生尿酸的总量为750~800毫克，排泄的总量为500~1000毫克，其中有1/3的尿酸是经过胆道和肠道排泄的，其他的经肾脏排泄。一旦平衡破坏，则会发生尿酸生成增加，或者尿酸排泄减少的情况，并最终导致高尿酸水平，严重者引发高尿酸血症。

受到检测方式的影响，不同年龄受检人群的血尿酸参考值也各有特点，成年男性和女性的参考范围分别是149~417微摩尔/升和89~357微摩尔/升，年龄超过60的男性和女性的参考范围分别是250~476微摩尔/升和190~434微摩尔/升，儿童的参考范围为180~300微摩尔/升。尿酸含量超过420微摩尔/升的情况，可以判断为超饱和状态，这时尿酸极易沉积并引起通风。现阶段，高尿酸血症的国际标准为男性和女性的血尿酸分别超过了420微摩尔/升和360微摩尔/升。

这种疾病和营养物质代谢有着密切的关系，其发病年龄日趋年轻化，其主要影响因素为日常生活方式和饮食习惯，熬夜、酗酒以及嘌呤摄入过剩等都是该疾病的诱因。机体从食物中摄取的嘌呤，几乎不会参与核酸合成，大部分经过代谢生成尿酸。因此摄入高嘌呤和高蛋白的食物极易引发高尿酸血症或者痛风。

如果尿酸稍微超过7.0mg/dL，那么首先需要关注的就是生活方式，一旦确诊高尿酸血症，机体内的尿酸值相对较高，单纯依靠改善生活方式无法快速的降低尿酸值，还需要联合用药。假如已经发生了痛风，则表示体内含有一定的尿酸结晶，这时应当立即进行药物治疗，并且及时调整生活方式。

不健康的饮食习惯是导致高尿酸血症和痛风发生的主要原因。所以，想要有效的控制尿酸，不仅需要药物对症治疗，还需要改善生活习惯，在某种程度上，生活习惯的改善比药物治疗更加重要。

高尿酸血症患者应注意：

1.不要过量饮酒；

2.尽量避免食用嘌呤含量较高的食物，如豆类、海鲜类；

3.避免剧烈运动，防寒保暖；

4.避免饮用果糖含量高的饮品；

5.大量饮水；

6.控制体重；

7.增加新鲜蔬菜的摄入；

8.保持规律的饮食和作息；

9.保持适量运动；

10.戒烟。

健康人尿液的pH值大约为6，整体为弱酸性。高脂血症患者为5.5，为酸性。尿酸难以溶解于酸性尿液，进而导致结晶形成。通常情况下，高尿酸血症患者尿液的pH值应保持为6~7，可定期使用pH试纸检测尿液的酸碱度。已经确诊高尿酸血症和痛风的患者，应当避免摄入能够导致尿酸酸性增加的食物，例如鱼肉和酒精等；尽可能摄入能够使尿液碱化的实物，例如菠菜、马铃薯、芋头、红薯、茄子、胡萝卜、白萝卜、卷心菜、香蕉和柚子等。除此之外，还应当尽可能的食用富含维生素、矿物质和膳食纤维的新鲜果蔬。

食材的选择既需要考虑到嘌呤，还需要确保营养搭配均衡，不能一味地追求低嘌呤饮食而忽视了营养，损害健康，应适度饮食，确保营养均衡。例如，很多鱼类属于中嘌呤食物，但是鱼类含有大量不饱和脂肪酸，其中二十二碳六烯酸（DHA）和二十碳五烯酸（EPA）都是机体必不可少的成分，因此可以适量摄入。嘌呤属于水溶性分子，对食物进行煮和焯可使嘌呤含量减少30~40%，肉类和禽类蒸煮之后撇掉汤汁也可以使嘌呤含量减少。豆制品含有大量嘌呤，但是其营养价值也比较高，在豆制品的制作过程中，部分嘌呤溶解于水中，因此其含量也有所减少。综上，尽量避免直接食用豆类，可以食用少量的豆制品，安全性较高。

双糖是糖类甜味成分之一，其结构包含了一个分子的单糖和两个单糖分子。果糖和葡萄糖是单糖的代表，二者结合可以形成砂糖，其是双糖的代表。糖类的最小单位即为单糖，机体能够快速吸收单糖，血液可直接吸收葡萄糖，并将其作为能量应用，果糖被吸收之后并不能进入血液，而是被肝脏代谢，其能够使腺嘌呤核苷三磷酸（ATP）快速消耗分解形成嘌呤，并生成尿酸。可乐和果汁等软饮料中大多选择果糖作为甜味剂添加，其不仅能够驱动嘌呤核苷酸降解，还可以促使嘌呤合成，进而导致血液中尿酸和乳酸水平显著提升。由此可知，虽然果糖不属于嘌呤，但是其仍然能够引起高尿酸血症。为了治疗高尿酸血症和痛风，患者的排尿量需要不断提升，确保尿酸可以从机体排除。建议健康人每日饮水不低于1500毫升，高尿酸血症和痛风患者每日饮水不少于2升。最好的饮用水即白开水，其不仅酸碱平衡，并且温和无刺激。应当养成喝水的好习惯。白天可以少量多次摄入水分，以增加尿酸排泄。运动前后和运动中都要保证水分的摄入，运动中每间隔30分钟应补水一次，出汗之后也应当立即补充水分，以免缺水。避免饮用果汁饮料，可以饮用白开水、矿泉水和苏打水等。

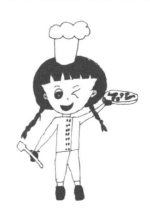

高温作业人群的营养干预策略

高温作业人员对维生素B_1、维生素B_2、维生素C与胡萝卜素的需要量增加，增加蔬菜和水果摄入的同时还需额外补充经汗液丢失的维生素和矿物质。因此建议日均蔬菜和水果的摄入量应当分别大于500克和400克，并且尽量选择B族维生素、维生素C和钾元素含量丰富的果蔬，如刺梨、酸枣、鲜枣、猕猴桃、草莓、火龙果等。若膳食不足以满足高温环境下人员的营养需要，应根据具体情况适当给予相应的维生素制剂、强化饮料或补充剂进行补充。

增加优质蛋白质的摄入。高温作业人员蛋白质需要量稍高于正常人，蛋白质供能比建议为12~15%，其中优质蛋白质占膳食总蛋白质的50%为宜。多吃鱼虾、蛋、奶、瘦肉与大豆等富含优质蛋白质食物；建议每日奶类摄入不低于300克，大豆及制品不低于50克，此类食品还可以有效预防出汗后低钙血症。此外，肝脏、瘦猪肉、牛羊肉不仅铁含量丰富且吸收率较高；贝壳类海产品为锌的良好来源。

高温环境下精氨酸及支链氨基酸消耗增加，此时可适当增加果仁、海鲜、牛羊猪肉、鸡肉与乳制品等。此外，海参、金枪鱼、鲑鱼、鳟鱼和凤尾鱼，植物类食品中的杏仁、南瓜子、芝麻、花生、核桃、榛子、甜椒、螺旋藻、藜麦、燕麦、小麦胚芽及大米等谷物制品也能提供此类氨基酸。

为维护高温作业人员的健康，日常膳食应做到合理搭配、精心烹调，起到增加食欲的效果。如进餐前先适量给予一些味美有营养的羹汤来解除因口渴引起的摄食中枢抑制；菜汤、肉汤还能促进消化液的分泌，有助于促进食欲和食物的消化。适量的冷饮也可促进食欲，但量不宜过多，温度不宜低于10℃。配餐中搭配一些凉菜，既可补充盐分又能促进食欲；可选用酸奶、山楂等酸味食物及食醋、葱、姜、蒜等辛香调味料；此外，增加富含B族维生素和优质蛋白质的食物供给对维持食欲也有促进作用。因为高温环境下机体的消化液和胃酸分泌显著下降，同时过量的水分摄入导致食欲受到影响，因此应当注重膳食的搭配。

为促进高温作业人员的食欲，尽可能安排在舒适环境进餐。如为高温作业人员安排淋浴场所，在离开高温环境就餐前提供淋浴机会，以适当降低机体温度、缓解紧张的工作情绪。就餐地点远离作业场所，为高温作业人员安排凉爽的就餐环境；进餐前先提供饮料或羹汤以促进消化液的分泌；适当调整油脂摄入量，有助于促进食欲与消化吸收等。

高温作业时，应高度重视中暑预防，采取适当的措施防止中暑发生。

1.大量饮水。长期处于高温环境中，不论是否存在高强度运动，都需要及时补充液体。如果在高温环境中从事剧烈运动，或者从事体力劳动，那么每小时的水分摄入量应达到500~1000毫升，建议每15分钟饮用150毫升水分；避免饮用含糖饮料，并且要及时补充盐分和矿物质。

2.补充优质蛋白质与钙，保证充足的睡眠。

3.提供有助于清热解暑的食物，如绿茶、菊花茶、绿豆汤（粥）、荷叶粥等；多食苦瓜、芹菜、南瓜、菠菜、香蕉、鲜枣、鳄梨等。

4.每天保证足量的果蔬摄入，以此保证能够获取足量的B族维生素、维生素C和钾元素。

后　记

　　营养是人类维持生命、生长发育和健康的重要物质基础，国民营养事关国民身体素质提高和经济深度发展。为贯彻实施《健康中国行动（2019—2030年）》之合理膳食行动、《国民营养计划（2017—2030年）》等营养政策，推动国民营养健康目标实现，我们走过万里海疆，走进全国各个角落，与遇见的诸位朋友交流，听从内心深处的呼唤开启这本书的编写，愿以最虔诚之心将科学的膳食理念、健康的饮食行为方式和食品安全知识传递到千千万万同胞心中，为我们大家共同收获身体的健康和事业的发展加油助力。

　　本书的诞生凝聚了团队中每位编写成员的心血和巨大的热情，二位编者在选题的各个细节上都进行了充分细致的沟通，力争聚焦大家关注的话题展开分享；陈天悦和王玟珺为本书的整体美学设计和插图做了反复推敲和绘图工作。期望将专业知识融入喜闻乐见的科普形式中。

张春红　李丹

2022.8